验光操作流程图解

呼正林 编著

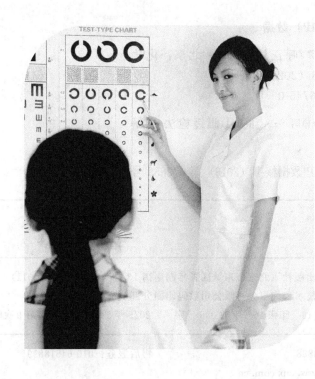

YANGUANG CAOZUO
LIUCHENG TUJIE

化学工业出版社

·北京·

本书共分 12 章，系统介绍了一名验光师在验光及定配眼镜过程中必须要做的各项检测工作以及相关知识。这些工作是由验光师必须要掌握的技能操作及基本知识所构成的一个基础的"验光、配镜操作规范程序"。

　　本书内容详尽，有很高的可操作性，是编者用多年积累的眼视光学理论，并结合反复的教学实践体会，而编写的国内第一本以图解方式介绍验光操作流程的书籍。

　　本书语言通俗易懂，并经一些验光师试用。试用者一致认为：所述操作简便有效，并附有大量效果直观的图片，可使读者开卷有益、很快上手。对于初学者，更有尽快领悟操作要领的作用。

　　本书可作为验光师、眼科工作者日常工作的案头书籍，也是眼视光学专业学生学习与实习工作中不可或缺的基本参考书。

图书在版编目（CIP）数据

验光操作流程图解/呼正林编著. —北京：化学工业出版社，2016.6（2025.5重印）
ISBN 978-7-122-26745-0

Ⅰ．①验…　Ⅱ．①呼…　Ⅲ．①眼镜检法-图解
Ⅳ．①R778.2-64

中国版本图书馆 CIP 数据核字（2016）第 072839 号

责任编辑：夏叶清　　　　　　　　　　　　　文字编辑：吴开亮
责任校对：吴　静　　　　　　　　　　　　　装帧设计：韩　飞

出版发行：化学工业出版社（北京市东城区青年湖南街 13 号　邮政编码 100011）
印　　装：北京科印技术咨询服务有限公司数码印刷分部
710mm×1000mm　1/16　印张 16　字数 306 千字　2025 年 5 月北京第 1 版第 9 次印刷

购书咨询：010-64518888　　　　　　　　售后服务：010-64518899
网　　址：http://www.cip.com.cn
凡购买本书，如有缺损质量问题，本社销售中心负责调换。

定　　价：68.00 元　　　　　　　　　　　　版权所有　违者必究

经过几代人的艰苦努力、辛勤的耕耘，我国的眼视光学获得了很大的发展，与之相适应的眼镜行业也获得了相当大的发展。今天，在我国大中城市中，眼镜店已经成为开办最多的经营门店之一。

　　今天，如雨后春笋般不断开办的新眼镜店正在以前所未有的速度发展着。而老字号眼镜店也通过机制的创新，正以大气磅礴的姿态在焕发着新的活力。随着行业的发展，新的员工不断加入到这一行业之中。这些新的员工面临着一个问题：如何尽快提高自己的眼视光学理论知识的水平，如何有效地尽快提高自己的职业操作技能。当前，虽然可以通过职业技能培训与鉴定来解决这方面的问题，但是，通过接受培训与鉴定是否就能圆满地解决自己的实际技能问题呢？应当说远没有我们想象的那样乐观。经常会听到行业中的从业者说，学也学了，也拿了证了，但还是不知怎么验。之所以会出现这种问题，究其原因有两个：

　　其一，教育培训与鉴定程序不规范，这是出现这种问题的技术原因；

　　其二，一些没有证的人急于要拿到证，应当说想不考试花点钱买证的人也是大有人在的。

　　以上两个方面，就是出现这种问题的原因。这也造成了该行业从业者的技术水平严重参差不齐的现状。对于这种情况，要想在短时间之内得到根本改变是不现实的，这需要广大从业人员长期不懈的自我完善和相关培训、鉴定部门的规范培训及鉴定工作的不断完善。

　　对于希望不断提高自己技能水平的验光师，尤其是那些已经取得了职业技能证书的人，只有通过自学途径来实现自我完善的目的。笔者曾经写了《渐进眼镜·原理·验光·配镜》、《实用临床验光》、《实用青少年验光配镜》、《眼屈光检测行为学》和《眼科屈光矫正学》，这几本专著从不同方面介绍了眼镜行业所需要掌握的眼视光学理论知识与技能操作方面的问题。

　　多年来一直有一个夙愿，就是编写一本以大量图表结合必要文字的有关验光操作的书籍，以更加直观的形式介绍屈光检测的操作技能和流程，以便有兴趣的各位同仁能在实践工作中即时翻阅参考。尽管在编写《实用临床验光》、《眼屈光检测行为学》、《基础验光规范与配镜》等书籍中积累了大量的资料，但做起来以后才知道，编写这本《验光操作流程图解》远比想象的要难得多。在出版社大力支持和编辑的悉心指导下，历经夏热、秋凉、冬寒，这本《验光操作流程图解》编写工作告一段落。

那么，《基础验光规范与配镜》、《验光操作流程图解》这两本书都是写验光的，两本书是什么关系呢？在这里有必要说清楚。《基础验光规范与配镜》是一本关于眼镜店开门三件事，即关于接待、验光、配镜的日常工作应知、应会、应做等方面问题的书籍。而《验光操作流程图解》则是关于验光操作应当怎样去操作，验光中遇到问题应该怎样分析、评估并去解决问题方的书籍。在编写这本书的过程中，对验光与双眼视觉的关系也从视功能、视机能两个方面做了一些探讨。根据实际验光配镜的体会，也提出了使用近用眼镜和非球面眼镜控制青少年近视的新课题。本书编写中，始终保持以最简洁的文字表述验光的知识与要点，并力争用尽可能多的图片给予直观的说明，以便读者能从图文阅读中更快地掌握相关知识与技能，这正是本书叫做《验光操作流程图解》的缘由。通过这些探索，希望能对屈光矫正学的不断进步起到抛砖引玉的作用，也希望能对眼镜行业的验配镜技术与服务质量的提高起到一定的积极作用和帮助。

考虑到有些同仁有可能只有这本书，而没有《基础验光规范与配镜》，因此，在编写中适当采取了将《基础验光规范与配镜》部分内容精简重新编写的方法，以便读者不管读这两本书中的哪一本，都能了解到相对比较全面的知识。

当然，通过以大量插图这种方法来阐述验光的过程，在眼视光学领域中这还是一次新的尝试，加之时间仓促，难免会有挂一漏万的问题，还请各位同仁提出宝贵的批评与建议。

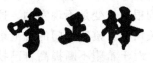

2015 年 11 月 06 日

第四章　检影验光与电脑验光 63

第五章　主观插片验光 84

第六章 双眼视功能检测　　98

第七章 调节与集合检测　　115

第九章　眼位、眼的运动与双眼视像 **157**

第十章　老年、青少年的验光 **183**

第十一章　屈光矫正理念与原则　　**197**

第一章

常用验光仪器

第一部分　验光镜片箱

一、验光镜片箱的镜片放置和构成图解

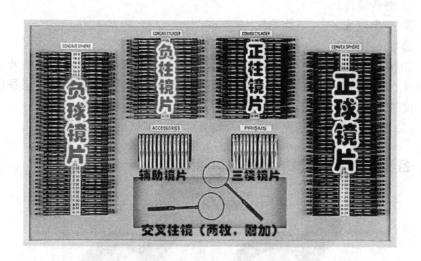

验光镜片箱（266 片）

（其中长柄交叉柱镜不计算在 266 片数内，应为另购附加）

1. 验光镜片的功用

① 进行各种类型屈光不正的定性和定量检测。

② 对被测者进行双眼视功能的检测。

③ 进行各种斜视和隐斜视的定性和定量检测。

④ 对屈光矫正镜片进行中和检验。

⑤ 对被测者视力下降原因进行一般性鉴别检测。

上述功能的发挥，均须借助于相关视标及相关镜片。

2. 验光镜片箱的构成

（1）主镜片

① 正球面矫正镜片。

② 负球面矫正镜片。

③ 正柱面矫正镜片。

④ 负柱面矫正镜片。

（2）辅助镜片

① 十字镜片（2枚）。

② 遮盖镜片。

③ 小孔镜片。

④ 列隙镜片。

⑤ 交叉圆柱镜片。

⑥ 马氏杆镜片（一般仅为无色1枚，有的厂家会放置2枚）。

⑦ 三棱镜片（若干枚，最常见为12枚）。

⑧ 磨砂镜片。

⑨ 平光镜片。

⑩ 红、绿镜片（各一枚）。

⑪ 有的生产商还会在镜片箱中设置其他颜色的彩色镜片：中黄镜片、橙色镜片、棕色镜片、蓝（钴蓝）色镜片。这些镜片多用于对眼的屈光系统的透明程度进行检测与判定。

（3）试戴眼镜架　有的验光镜片箱会标配1副试戴眼镜架。

二、各种验光镜片形式、名称与功能图解

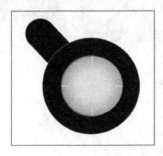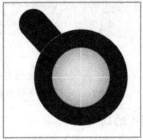

十字镜片

（瞳孔中心定位，确定瞳孔距离）

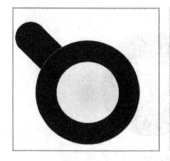

正球面镜片
（检测远视矫正度）

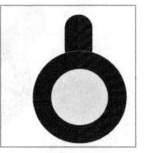

负球面镜片
（检测近视矫正度）

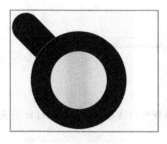

正柱面镜片
（检测远散矫正度）

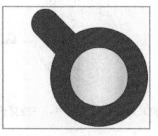

负柱面镜片
（检测近散矫正度）

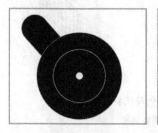

针孔镜片
（鉴别视力下降性质）

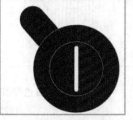

列隙镜片
（确定散光轴位方向）

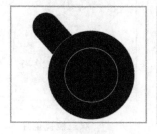

遮盖镜片

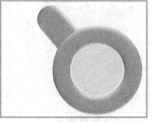

磨砂镜片

（遮挡非检测眼，磨砂镜片一般作为儿童不配合时使用）

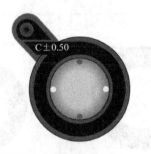

交叉圆柱镜镜片

（精确修正柱镜轴位及精确调整柱镜度）

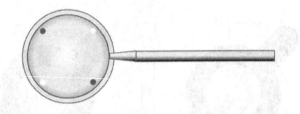

验光师在实际工作中，一般更偏好使用这种长柄交叉圆柱面透镜

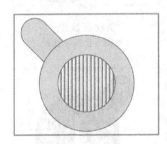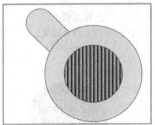

白色和红色马氏杆镜片

（检测隐斜视）

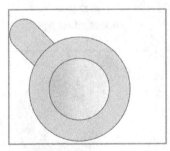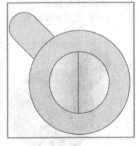

三棱镜镜片　　　　　　　　　双三棱镜镜片

（三棱镜镜片：定量检测隐斜视、显性斜视，双眼平衡的双眼视像分离）

（双三棱镜镜片：检测旋转隐斜）

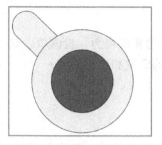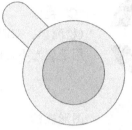

红、绿镜片（俗称：双色镜片）
（精确修正球面矫正精度、双眼同视及融合功能检测）

第二部分　视　力　表

一、视力表与视图

1. 视标

可以供人们对视力进行精细比较和核对的标志。最为常用的是表示"E"。

2. 视力表

由从大到小的若干视标有规律地进行排列，用于检测、核对视觉角分辨力和通过镜片的增减来测定屈光矫正镜度的图表。使用最多的视力表是"标准对数视力表"。

3. 视觉检查图

用于精确调整屈光矫正镜度、轴位和分析检测双眼视功能的检测用图。

二、各种视标图及检测功能图解

1. 视力检测视标

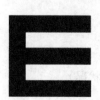

"E"视标
（检测单、双眼的裸眼视力，检测单、双眼的矫正视力，用于屈光不正的定量和定性检测）

对数视力表

五分记录 (L) L=5-loga (视角a')		小数记录 (V) $V = \frac{1}{a} = \frac{d}{D}$ ∵ d=5 ∴ D=5a(米)
4.0 10'	E	0.1 (50米)
4.1 7.943'	ЭE	0.12 (39.72米)
4.2 6.310'	EƎ	0.15 (31.55米)
4.3 5.012'	EƎE	0.2 (25.06米)
4.4 3.981'	ƎWE	0.25 (19.91米)
4.5 3.162'	WEƎ	0.3 (15.81米)
4.6 2.512'	ƎWE	0.4 (12.56米)
4.7 1.995'	WƎME	0.5 (9.98米)
4.8 1.585'	ƎEMWEM	0.6 (7.93米)
4.9 1.259'	EmƎWEƎ	0.8 (6.30米)
5.0 1'		1.0 (5米)
5.1 0.794'		1.2 (3.97米)
5.2 0.631'		1.5 (3.15米)
5.3 0.501'		2.0 (2.51米)

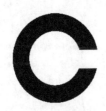

"C"视标

（检测单、双眼的裸眼视力，检测单、双眼的矫正视力，用于屈光不正的定量和定性检测）

图形视标

（用于方向表达困难者单、双眼的裸眼视力检测，单、双眼的矫正视力检测，屈光不正的定量和定性检测）

2. 功能检测视标图

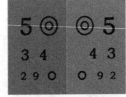

双色背景视图

（精确调整单眼球面镜度）

检测需用红绿镜片予以辅助。

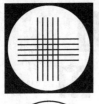

十字栅格视图

（精确调整单眼球面镜度）

检测需使用±0.50DC交叉圆柱面镜片进行检测。

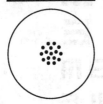

截柱点视图（俗称：蜂窝状视标）

（精确分析圆柱面镜轴及圆柱面镜度矫正状况）

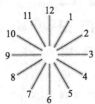

无环钟面放射视图（俗称：散光表）

（精确分析圆柱面镜轴及圆柱面镜度矫正状况）

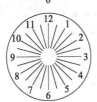

有环钟面放射视图（俗称：散光表）

（精确分析圆柱面镜轴及圆柱面镜度矫正状况）

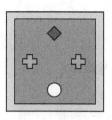

沃茨四点视图

（检查双眼同视功能；检查双眼融合状况）

检测需用偏振镜片予以辅助。

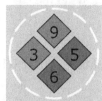

偏振平衡视图

（检查双眼屈光均衡状况）

检测需用偏振镜片予以辅助。

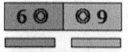

偏振红绿视图

（检查双眼屈光均衡状况）

检测需用偏振镜片予以辅助。

点状视标

（检查双眼隐斜视状况）

检测需使用马氏杆镜片。

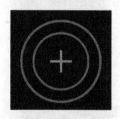

双环十字视图

（检查双眼同视功能，检测隐斜视状况）

检测需用红绿镜片予以辅助。

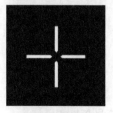

偏振十字视图

（检查双眼同视功能，检测隐斜视状况）

检测需用偏振镜片予以辅助。

十字固视视图

（检查双眼固视差异状况）

检测需用偏振镜片予以辅助。

钟十字检查视图
（用于旋转隐斜式的定性与定量分析与检测）
检测需用偏振镜片予以辅助。

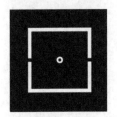

方框水平对合视图
（检查双眼同视功能；检测水平隐斜视状况；比较双眼
水平视像的大小）
检测需用偏振镜片予以辅助。

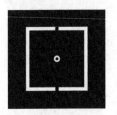

方框垂直对合视图
（检查双眼同视功能；检测垂直隐斜视状况；比较双眼
垂直视像的大小）
检测需用偏振镜片予以辅助。

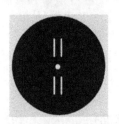

立体视觉检查图（两单元立体检查图）
（检查立体视觉）
检测需用偏振镜片予以辅助。

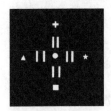

立体视觉检查图（四单元立体检查图）
（检查立体视觉）
检测需用偏振镜片予以辅助。

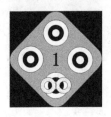

立体视觉检查图（提特马斯立体检查图）
（检查立体视觉锐度）
检测需用偏振镜片予以辅助。

三、近用视力表图解

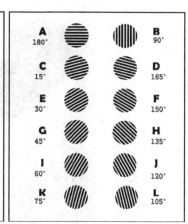

徐广第：标准近视力表/孙葆枕：log MAR 中文近用视力表/徐宝萃：近用散光表

第三部分　电脑验光仪

一、电脑验光仪

电脑验光仪，是目前从事验光配镜这一行业的必备器械，也是医疗体检经常使用的设备。

1. 最常使用的电脑验光仪

电脑验光仪，有单纯屈光检测和屈光/曲率检测两种类型。其操作方式一般均有选择自动或手动测量。都具有内照明诊断功能、数据储存、回放、打印，并具有自动瞳距测量功能。

目前的电脑验光仪可测量最小瞳孔直径为 2.0mm。其镜度测量范围一般均在：球镜-25～+22D，柱镜±（0～10D），曲率半径 5.0～10.2mm。

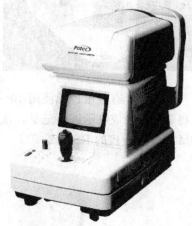

波特 PRK-5000 电脑验光仪

2. 手持式验光仪

（1）尼德克手持式验光仪

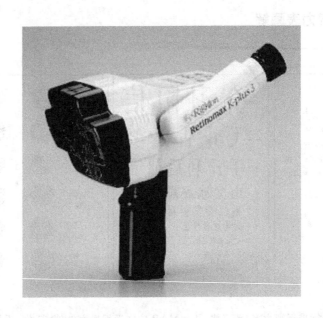

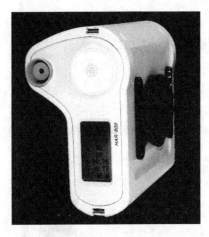

（2）国产手持式验光仪　国产手持式自动验光仪（视力筛查仪）是由深圳斯尔顿科技公司制造的。主要用于人眼屈光度的初步测定和筛选。本验光仪的检测无须散瞳，缩短了检查时间，减轻了受测者的痛苦。其检测距离为35cm。检查可在5秒钟内完成双眼自动测试。其检测范围包括近视、远视、散光和屈光参差，适合筛查婴儿、儿童、成年人和戴眼镜或隐形眼镜人士。使用这款手持式自动验光仪检测者可以通过听觉、视觉两种信息了解仪器检测距离的数据。

本仪器具有电压过低使用10～15分钟提前报警设置。为便于软件的升级或将资料转换成电子医疗记录，该仪器还具有与热敏打印机的红外线连接、与IBM计算机连接的RS-232端口。

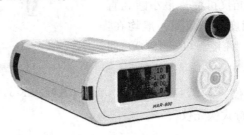

就目前的使用情况看，早期型号的手持式验光仪常常会出现－9.99这样的散光检测数据，这种情况应当是检测出现错误的信号，应当重新检测。

二、电脑验光仪结构及检测功能

1. 电脑验光仪的功能

（1）主要检测功能

① 检测屈光矫正镜度。

② 检测瞳孔距离。

③ 核对镜距（镜眼距）。

以上三项功能是所有品牌、类型规格的电脑验光仪都具有的检测功能。

（2）特设的检测功能

① 检测角膜、瞳孔直径。

② 眼压测量。

③ 角膜地形图。

以上三项功能是生产商特为高档电脑验光仪专门增设的。

2. 电脑验光仪的检测要求

（1）被测者

① 前额顶住额架；

② 下巴颏儿放在托架上；

③ 双手轻放在仪器两侧桌面上；

④ 注视镜头内画面的中央。

（2）检测者

① 调节仪器高度以适应被测者的注视水平；

② 引导被测者进入最佳测试状态；

③ 对准、调焦；

④ 按动测量键进行测量。

（3）电脑验光仪操作的要求

① 确认仪器的工作状态；

② 检测操作应做到精、快、准；

③ 尽可能减少反复操作的次数；

④ 如对检测的数据有疑问，请在被测者裸视15分钟后，重新测量。

3. 电脑验光仪检测结果打印的简化处方形式

电脑验光仪都具有打印检测结果的功能，打印功能的操作又分为手动、自动两种方式（可在仪器上设定）。设定为自动打印功能，仪器可以在检测完毕后自动打印。不同品牌、型号的电脑验光仪设计的处方形式也不相同，目前相对比较复杂的形式如下：

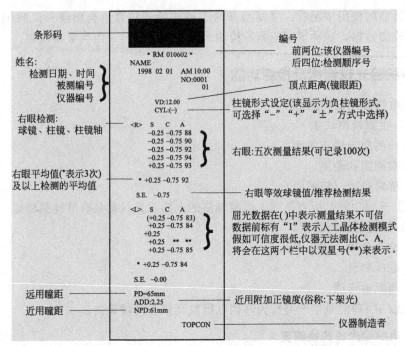

条形码

编号
前两位:该仪器编号
后四位:检测顺序号

* RM 010602 *
NAME
1998 02 01   AM 10:00
NO:0001
01

姓名:
检测日期、时间
被测编号
仪器编号

VD:12.00
CYL:(-)

顶点距离(镜眼距)

柱镜形式设定(该显示为负柱镜形式,
可选择"-""+""±"方式中选择)

右眼检测:
球镜、柱镜、柱镜轴

<R> S   C   A
     -0.25 -0.75 88
     -0.25 -0.75 90
     -0.25 -0.75 92
     -0.25 -0.75 94
     +0.25 -0.75 93

右眼:五次测量结果(可记录100次)

右眼平均值(*表示3次)
及以上检测的平均值

* +0.25 -0.75 92

S.E. -0.75

右眼等效球镜值/推荐检测结果

<L> S   C   A
    (+0.25 -0.75 83)
     +0.25 -0.75 84
     +0.25
     +0.25   ** **
     +0.25 -0.75 85

屈光数据在( )中表示测量结果不可信
数据前标有"I"表示人工晶体检测模式
假如可信度很低,仪器无法测出C、A,
将会在这两个栏中以双星号(**)来表示。

* +0.25 -0.75 84

S.E. -0.00

远用瞳距
近用瞳距

PD=65mm
ADD:2.25
NPD=61mm

近用附加正镜度(俗称:下架光)

TOPCON

仪器制造者

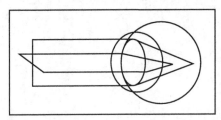

还有一些电脑验光仪可以打印出如下的屈光形式的图形（这幅图中显示的是复兴近视的屈光图形）。

（1）电脑验光仪打印的简化处方　电脑验光仪打印格式虽然形式很多，但在验光配镜的实际检测中，一般以选用简洁格式打印的方式最为常见，这种简洁格式打印的检测结果形式如下图：

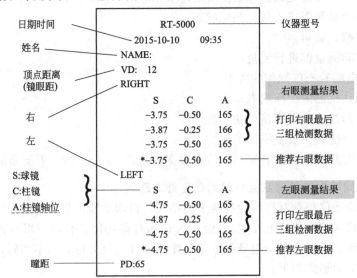

日期时间

RT-5000

仪器型号

2015-10-10   09:35

姓名

NAME:

顶点距离
(镜眼距)

VD: 12

RIGHT

右眼测量结果

S   C   A

右

-3.75 -0.50 165

打印右眼最后

左

-3.87 -0.25 166

三组检测数据

-3.75 -0.50 165

*-3.75 -0.50 165

推荐右眼数据

S:球镜
C:柱镜
A:柱镜轴位

LEFT

左眼测量结果

S   C   A

-4.75 -0.50 165

打印左眼最后

-4.87 -0.25 166

三组检测数据

-4.75 -0.50 165

*-4.75 -0.50 165

推荐左眼数据

瞳距

PD:65

（2）电脑验光仪打印检测结果中字母的中文意义

英文字母		意义	英文字母		意义
缩写	单字母		缩写	单字母	
SPH	S	球镜	PD		瞳距
CYL	C	柱镜	Right	R	右
AXS	A	柱镜轴	Left	L	左
ADD		近用附加正镜度	VD		顶点距离（镜眼距）

第四部分　检影镜、检眼镜

一、检影镜的检测功能

1. 检影镜

检影镜有单眼和双眼两种类型，其供电方式有干电池、直流电两种类型，采用直流电供电方式的都配有交直流转换变压装置。

2. 检影镜的应用

（1）检影镜检测功能　检测被测眼的屈光矫正镜度。

（2）检影镜检测在眼屈光检测中的意义

① 这是在屈光检测中，唯一凭借验光师主观感（知）觉进行判定的验光方法。只要验光是经过严格的训练，这项检测的精度是比较高的。

② 其检测的结果，是验光过程的重要起点依据。

③ 尽管检测结果精度高，但也不一定百分之百就是配制屈光矫正眼镜的依据。

交、直流两用检影镜

交流电检影镜

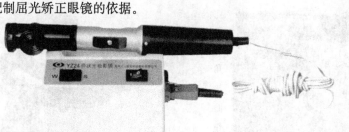

二、检眼镜的结构检测功能图解

1. 检眼镜

（1）Weich Allyn 3.5V 同轴直接检眼镜　Weich Allyn 3.5V 同轴直接检眼镜有以下六种孔径可供选择，不同的孔径在应用中有所不同。

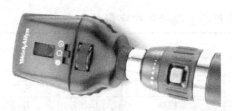

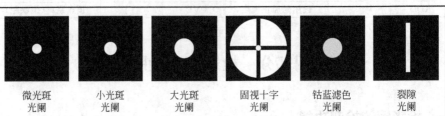

微光斑 光阑	小光斑 光阑	大光斑 光阑	固视十字 光阑	钻蓝滤色 光阑	裂隙 光阑

① 微光斑光阑：可以帮助尽快进入常态瞳孔。

② 小光斑光阑：可以很好地看到常态瞳孔下的眼底。

③ 大光斑光阑：用于散瞳后的眼科检查。

④ 固视十字光阑：可测量偏心固视或损伤定位。

⑤ 钻蓝滤色光阑：可用于观察角膜上小的损伤、擦伤及异物。

⑥ 裂隙光阑：用于确定损伤和肿瘤的级别。

（2）最常用的检眼镜

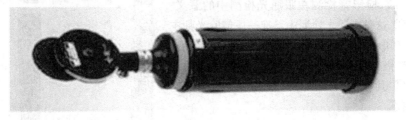

简易检眼镜（眼底镜）

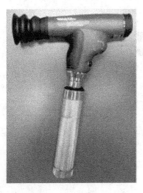

广角检眼镜

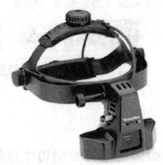

双目间接检眼镜

2. 检眼镜的检查

① 被检查者采用坐位或卧位，固视前方的目标。

② 检查者右手持镜，位于患者的右侧，用右眼检查患者的右眼。检查者左手持镜，位于患者的左侧，用左眼检查患者的左眼。

③ 单眼观察，由远到近对准患者的瞳孔区，先观察玻璃体，然后逐渐贴近患者角膜，转动屈光度盘直到看清视网膜结构。首先应找到视盘。

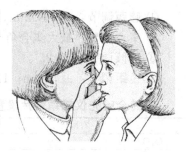

3. 检眼镜检查的意义

① 检查眼底状况。

② 对眼的屈光系统的状况进行检查。

③ 对被测眼的屈光矫正镜度进行大致的检查。

第五部分　综合验光仪

一、综合验光仪的检测性质

综合验光仪是当前使用非常普遍的一种验光设备。验光师对这种设备应当了解的最基本知识应当包括：基本结构、检测性质、优缺点、基本设置和远距屈光检测程序。当然要想最大程度上发挥综合验光仪的检测效能，还需要对双眼屈光检测有更深入的了解和具有更加纯熟的操作技巧。

1. 综合验光仪的检测性质

属于主观屈光检测；检测结果需要在行走试戴中进行调整确认。

（1）综合验光仪的优点　换用镜片迅速；便于双眼同时操作；为被测者减去试戴镜架的负担；测试镜片不易磨损；检测镜片共轴性能好；检测数据直接读取。

（2）综合验光仪的不足　测试镜片的检测不方便；矫正镜片组不随头动；绝大部分镜间距较大；不能进行单侧瞳距的调整；不适于对视距小于 38 厘米的近距进行检测。

2. 综合验光仪的基本数据

（1）矫正度递增值

① 球镜度递增值：常规递增值：±0.25DS。

② 柱镜度递增值：常规递增值：±0.25DS；轴位递增值：5°。

（2）检测矫正镜度每档调节值

① 球镜度递增值：精调：±0.25DS；粗调：±3.00D。

② 柱镜度递增值：柱镜度：±0.25DS；轴位递增值：1°。

（3）检测状态调整系统

① 瞳距调节：50～80mm。

② 集合调节：最大集合角＋2.63MA（∞～0.38m）。

③ 前倾调节：0～25°。

④ 镜距调节：9.75mm；11.75mm；13.75mm；15.75mm；17.75mm。

3. 综合验光仪辅助镜片设置

右眼(R)		左眼(L)	
O,O		O,或O	
R	检影预置镜片（＋2.00D）	R	检影预置镜片（＋2.00D）
P	偏振滤光片×135°	P	偏振滤光片×45°
RMV	红色垂直 Maddox 杆	WMV	白色垂直 Maddox 杆
RMH	红色水平 Maddox 杆	WMH	白色水平 Maddox 杆
RL	红色滤光片	GL	绿色滤光片
○	十字片(定心片)	○	十字片(定心片)
＋12	球镜辅助片（＋0.12）	＋12	球镜辅助片（＋0.12）
PH	针孔片	PH	针孔片
6U	6△向上	10I	10△向内
±50	近或远用交叉圆柱镜	±50	近或远用交叉圆柱镜
OC	遮盖片(黑盖片)	OC	遮盖片(黑盖片)

二、综合验光仪的结构图解

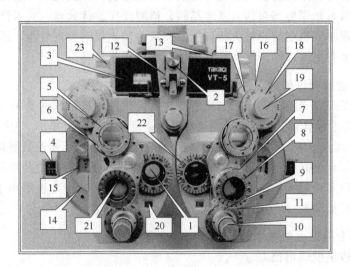

1—被测者窥孔；2—近用杆紧固螺栓；3—瞳距标尺视窗；4—镜距窥视窗；5—可变交叉圆柱镜；6—可变交叉圆柱镜翻转轴；7—旋转棱底向调节轮；8—旋转棱镜刻度环；9—圆柱镜轴向调节螺旋；10—圆柱镜度（负柱镜形式）调节螺旋；11—圆柱面镜矫正轴向刻度盘（1）；12—近用杆座架；13—水平观察视窗；14—球镜度精细（±0.25DS）调节转盘；15—球面镜度读取视窗；16—附属镜片选择指示标志点；17—附属镜片选择螺旋；18—附属镜片标记环；19—球镜度快速（±3.00DS）调节螺旋；20—圆柱面镜度读取视窗；21—旋转棱镜镜底方向的指示标记；22—圆柱面镜矫正轴向刻度盘（2）；23—瞳距调节旋钮

三、综合验光仪的基本数据与操作

1. 初步球镜确认

（1）1次雾视 在完全屈光矫正的基础上雾视＋3.00DS（视力0.1）。

（2）递减正镜度 逐渐使矫正视力至最佳。

（3）红绿试验 通过红清晰加正、绿清晰减正，执红绿基本一致。

2. 精调柱镜轴度

（1）精确定轴 使用"骑跨"交叉柱镜，精确调整散光轴位。

（2）精确定度 使用"叠轴"交叉柱镜，精确调整散光镜度。

（3）2次雾视 雾视＋1.00DS～＋1.50DS。

（4）红绿试验 1～3次镜度调整（柱镜调整时，一定要注意等效球镜的处置），确认单眼的最佳屈光矫正镜度。

3. 双眼视像平衡

（1）双眼雾视 双眼同时雾视＋0.75DS～＋1.00DS（＋0.75DS为常规量）。

（2）视像分离 可以使用以下三种方法进行视像分离。

① 遮盖分离：交替遮盖左、右眼。此方法最简单易行。

② 棱镜分离：右眼$3^\triangle$～$4^\triangle$BU，左眼$3^\triangle$～$4^\triangle$BU。

③ 偏振分离：使用偏振镜和偏振视标。这被认为是最理想的视像分离形式。

（3）均衡球镜 在比较清晰测眼前加＋0.25DS（视力0.8），再比较，再调整，直至两眼视像清晰度基本一致。

4. 最佳双眼单视：

（1）去除分离 撤去视像分离的辅镜设置。

（2）双眼同时去雾 以＋0.25DS/次的速率在双眼同时去雾。

（3）直至双眼达到最佳视力。

至此，所获的验光数据就是被测者双眼的完全性屈光矫正镜度。

四、综合验光仪的近用屈光检测图解

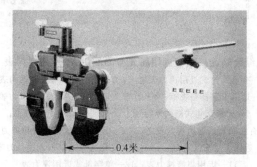

综合验光仪：近用检测杆设置

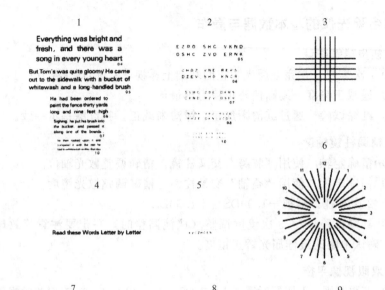

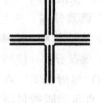

综合验光仪用于近用屈光检测的 12 种近用视力表

1—有意义句式近用视力表之一；2—无意义字母近用视力表；

3—近用十字栅格视标；4—有意义句式横向单行近用视力表；

5—无意义句式横向单行视力表；6—近用散光视力表；

7—有意义句式近用视力表之二；8—ETDRS 式字母近用视力表；

9—近用十字交叉视标；10—有意义句式纵向单行近用视力表；

11—近用集簇视力表；12—单字母式近用视力表

第六部分　瞳距测量仪器

瞳距测量最传统的方式是使用直尺测量，目前常用的方法有三种：电脑验光仪、瞳距仪、瞳距尺。当前，使用最为普遍的是瞳距仪，而使用瞳距仪测量瞳距也被业内人士认为是最为可靠的检测方法。

一、瞳距仪结构图解

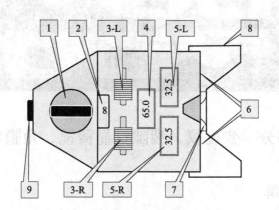

1—模拟注视距离调节钮；2—模拟注视距离显示视窗；
3-L—左眼照准调节钮；3-R—右眼照准调节钮；
4—瞳距（PD）显示视窗；5-L—左侧瞳距（L-PD）
显示视窗；5-R—右侧瞳距（R-PD）显示视窗；
6—被测双眼注视窗口；7—鼻托；
8—额托架；9—检测者观察窗

二、瞳距尺结构图解

瞳距测量尺，简称瞳距尺。这种测量工具的基本结构是：尺的一侧是连续数字形式，另一侧则是数轴数列形式，前者用于测量双侧瞳距，后者常用来测量单侧瞳距。

瞳距测量尺的样式很多，其功用大致有 3 种：

① 单、双侧瞳距测量；

② 直尺测量功能；

③ 辅助功能：瞳高测量、角度测量，有的还设计了遮眼板。

瞳距测量，是眼镜行业从业者的基本检测技能，这项检测我们将在第十一章中进行介绍。

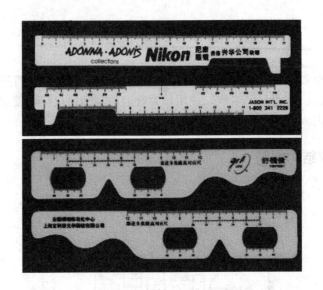

第七部分 焦度仪、裂隙灯显微镜、角膜曲率仪

一、焦度仪图解

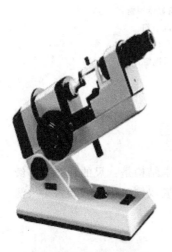

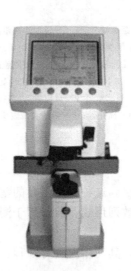

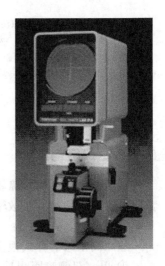

手动焦度仪（俗称：炮筒子）
目前在验光配镜行业中已很少使用

电子焦度仪

投影式焦度仪

　　焦度仪是一种对镜片进行球面镜度、柱面镜度及轴向、三棱镜度及基底的朝向的检测仪器，都可以对镜片进行加工的中心定位。

　　当前流行使用的电子焦度仪的优势：

① 可同时测量眼镜的光学中心距。

② 可以对渐进镜片的远、近用屈光矫正度进行检测。

③ 可以对渐进镜片的屈光度变化进行扫描。

④ 配合其他电子验光设备，实现检测数据的联动。

⑤ 配合光透过检测仪可见检测镜片的光透过率。

二、裂隙灯显微镜结构图解

裂隙灯是一种对眼前段进行检查的常用设备。在配制隐形眼镜时，对配适质量、评价隐形眼镜物理性变化有十分重要的作用。目前在眼镜店应用相对比较薄弱。

1. 裂隙灯显微镜的结构

裂隙灯显微镜各部名称见表1-1。

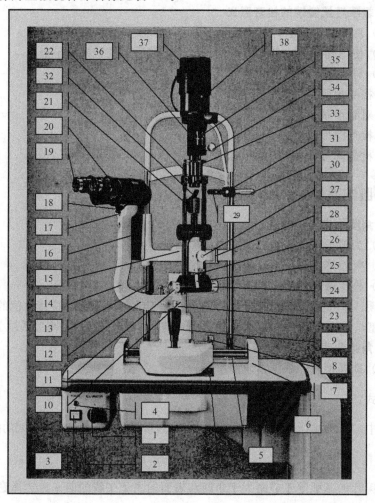

表 1-1　裂隙灯显微镜各部名称一览表

序号	结构名称	序号	结构名称	序号	结构名称
1	电源开关	14	显微镜支撑曲臂	27	中心调节螺旋
2	电源控制箱	15	下颌托	28	斜度定位装置
3	电源开关	16	塑料隔离障	29	定位灯
4	电源指示灯	17	倍率调节柄	30	定位灯调节杆
5	主机滑动板	18	显微镜固定螺栓	31	眼高标记线
6	主机滑轨	19	接目镜（×10）	32	反射镜
7	滑轨端罩	20	屈光调节轮	33	光束转动角刻度尺
8	主机定位螺旋	21	反射镜座	34	光束宽度调节杆
9	操纵杆	22	额靠	35	光束宽度调节标尺
10	裂隙灯定位螺旋	23	曲臂固定螺栓	36	滤光镜变换杆
11	水平转动刻度尺	24	裂隙宽度调节轮	37	灯罩
12	水平转动定位器	25	斜度调节定位板	38	灯罩固定螺栓
13	下颌调节旋握	26	斜度调节固定螺栓		

2. 裂隙灯显微镜的检查意义

（1）对眼前段观察，可确定病变位置、大小、性质和深度。

（2）使用辅助镜，可对前房角、锯齿缘及后部进行精细检查。

（3）对隐形眼镜验配的意义：

① 检测角膜直径，以作为镜片选择依据。

② 对隐形眼镜配适状况进行评估片。

③ 检查隐形眼镜表面的工艺质量。

④ 检查隐形眼镜发生的物理性变化。

三、角膜曲率仪

1. 角膜曲率仪的功能

（1）为隐形眼镜镜片的选择提供参照数据。

（2）对隐形眼镜配戴后的配适状况进行评估。

（3）检测散光的度数，轴向及判别散光的类型。

说明：角膜曲率检测对隐形眼镜适配有一定的应用价值，应用价值的大小与镜片类型与镜片厚薄有关。一般而言，镜片越薄、越软与角膜曲率关系越小。

2. 角膜曲率的临床应用要点

（1）选择镜片　根据角膜曲率进行选择。

公式：

$$BC = \frac{V_H + V_V}{2}$$

式中，BC 为隐形眼镜的基弧，V_H、V_V 为角膜前表面两条主子午线的曲率。

或

$$BC = \frac{V_H + V_V}{2} \times 1.1$$

即镜片的基弧等于或略大于角膜前表面的主子午线的曲率为选择隐形眼镜

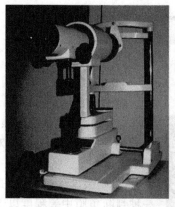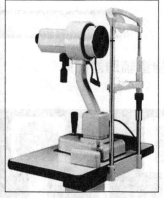

角膜曲率仪

（左图）前侧面观；（右图）后侧面观

的基本准则。

（2）配适状况的评估　检测时，令配戴者眨眼：

① 配戴良好，视标像始终清晰不变；

② 配戴过松，眨眼前、后像的清晰度有变化；

③ 配戴过紧，不眨眼前像的清晰有变化。

（3）对散光的检测

1）若验光中有散光，用角膜曲率计检测结果

① 无散光，说明该散光全部是眼内散光。

② 有散光并且两者散光度相等，轴向一致，说明该眼的散光全部是角膜散光。

③ 散光度不等并且轴向不一致，角膜曲率说明散光度是由角膜散光和眼内散光混合而成的。

2）若验光中无散光，用角膜曲率计检测结果

① 无散光，说明该被测眼无散光。

② 有散光并且两者散光度相等，轴向一致，说明角膜散光与眼内散光恰好中和。

第八部分　其他验光辅助器具

一、笔灯

用途：

① 可作为反光瞳距检测法，检测时的投照光源。

② 作为马氏杆检测的点状光源的发生器。

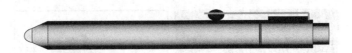

二、近用检查辅助器图解

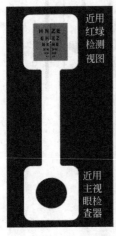 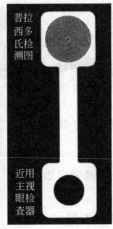

用途：

① 近用红绿试图　被测者观察，可根据被测者的观察结果对近用镜度核对、测定。

② 角膜盘（普拉西多式盘）　这是一种判断角膜中等程度以上散光的简单器具。由检测者通过盘中心的小孔观察被测者角膜的反光状况，从而判断角膜表面的状况。

③ 近用主视眼检查器　被测者用双眼通过中间的孔，观察近距离目标，判断被测者是否存在主视眼的问题及主视眼的眼别。

三、镜表、遮眼板

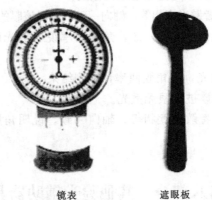

镜表　　　　　　　遮眼板

1. 镜表用途

① 对镜片曲面镜度形式进行检测。

② 对镜片的镜度值进行检测。

2. 遮眼板（旧称遮眼子）**用途**

检测中，用于遮盖非检测眼。

四、角膜地形图

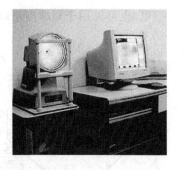

用途：

① 诊断角膜散光。

② 定量分析角膜性状。

③ 角膜屈光手术前检查、后疗效评价。

④ 指导配戴隐形眼镜。

五、翻转镜

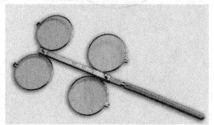

用途：

（1）±（1.00～2.00DS）检测调节灵敏度。

（2）±（0.25～0.50DS）可用于双眼镜度的同步调整。

六、 排镜（俗称串境）

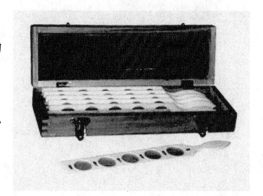

排镜片由一组镜度连续递增的镜片所组成。

1. 排镜透镜的性质

① 球面镜度：正球面透镜、负球面透镜。

② 三棱镜。

2. 排镜的镜度设置方式

① 同符号从小到大：球面排镜、三棱镜排镜。

② 以 0.00DS 中间镜片的正负组合排镜。

3. 排镜片主要用于以下两个方面

① 用于检影验光：以便快速比较镜度增减的视觉反应。

② 还可用于行走试戴中镜度调整，其作用是减少镜片调环重复。

以上两种使用方法的目的，都是加快检测速度，减少检测误差。

七、渐进镜片中心定位板

用途：

① 对渐进眼镜进行光学中心定位及装配质量评估。

② 也可以用于对非渐进眼镜的定位及装配质量进行评估。

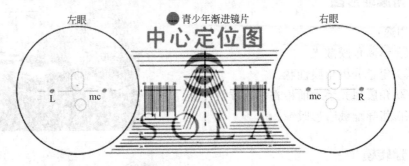

第二章

屈光矫正初步调查

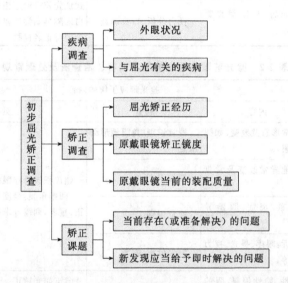

这里讲的屈光矫正调查，是指通过问诊、病历资料阅读以及眼镜检查，在验光检测之前，验光师应当对被测者与屈光有关联的疾病情况、戴镜经历、当前来验光的目的进行必要的调查。验光配镜中的这种问诊和医生看病时的问诊是有区别的，不能什么都问，更不能没深没浅地问。那么，验光师怎样问才算做到恰到好处呢？验配镜实践的经验提示我们，至少要做到以下几点：

① 提问应当含蓄；

② 被测者不愿说的不宜追问；

③ 涉及隐私嫌疑的不问；

④ 在阅读病历资料、检测眼镜中已经发现的问题，可以求证。

第一部分 疾 病 调 查

调查内容

(1) 眼科疾病调查　主要是对常见外眼疾病、眼底病变。

(2) 全身疾病调查　主要针对与屈光有关的全身常见病。

验光前应对全身性疾病、眼病进行调查。

对全身性疾病调查的基本内容、检查法及处理常规参见表 2-1，对眼病调查的基本内容、检查法及处理常规请参见表 2-2。

表 2-1　验光前全身性疾病调查的基本内容、检查法及处理常规

疾病线索		验光师应了解的内容		
		内容	检查	处理
常见疾病	视力改变	糖尿病、外伤、脑血管病变等	视力分析、口头调查	建议先积极治疗相关疾病 白内障早期尝试屈光矫正 合理矫正老视眼

表 2-2　验光前眼病调查的基本内容、检查法及处理常规

疾病线索		验光师应了解的内容		
		内容	检查	处理
外眼	形态	正常形态及改变(如圆锥角膜)	视觉识别、角膜地形图检查	建议积极治疗眼病 (圆锥角膜:轻度可尝试隐形眼镜矫正;重者,则需寻求手术的可能性)
		其他异常改变及常见原因	视觉识别	
	病理改变	充血、炎症、眼睑异常等	视觉识别	
	症状	主诉:眼疼、畏光、视力状况等	综合分析、判断	
	眼位	显性、隐性偏斜,眼的运动等	视觉识别、眼位检查	尝试屈光矫正 建议手术治疗
眼底	形态	正常眼底、异常眼底及常见疾病	眼底镜检查	建议治疗眼病
视觉	裸眼视力	屈光不正,急、慢性眼病及外伤	询问、视力检查与分析	合理进行屈光矫正 尝试光学矫正眼位 建议治疗眼病
	对比视觉	弱视、白内障	视力检查与分析	
	复视	眼位异常	眼位、双眼视觉检查	
常见疾病	视力改变	糖尿病、外伤、脑血管病变等	视力分析、口头调查	建议先积极治疗相关疾病 白内障早期尝试屈光矫正 合理矫正老视眼

第二部分　屈光矫正史调查

一、矫正调查的内容

① 屈光矫正经历。
② 原戴眼镜的屈光矫正镜度、光心移位及镜-眼矫正状况检测。
③ 眼镜的物理装配状况检查。

二、屈光矫正经历调查的内容、问题及处理意见

1. 配适经历

通过问诊，了解过去验光配镜的舒适状况。

2. 原戴眼镜的矫正数据

可通过原戴眼镜的验光单进行了解，没有验光单则可以通过焦度仪进行监测。

矫正经历目标调查和可能存在的问题及处理意向见表2-3。

表 2-3　矫正经历目标调查和可能存在的问题及处理意向

矫正经历		矫正目标	可能出现的问题	基本处理意向
有/无	常见情况			
无	屈光不正	矫正屈光不正	中、高度屈光不正不适应完全矫正	适当降低矫正镜度进行过渡性矫正
	老视眼	解决近用矫正	存在视远的屈光不正	有明显散光、屈光不正，须先解决远用
	斜视	矫正屈光不正	不能或不能完全解决斜视	建议手术治疗后，再进行光学矫正
	屈光参差	矫正屈光不正	双眼矫正视觉不完善	轻度：力争实现双眼视觉 中度以上：①分别配用远用、近用镜；②尝试实现交替矫正视力
有	无异常	矫正屈光不正	换用隐形眼镜，主观清晰度下降	有必要做好配用前视像变化的说明
			换用框架眼镜，主观清晰度提高	可以不做原因说明
			换用高折镜片、渐进镜片	做好配用前说明、进行必要的戴用训练
	适应	矫正屈光不正	原矫正方案偏差	做好配用前说明，制订合理过渡方案
			适应时间较长	顺应矫正习惯（适当降度、光心调整）
	未使用	矫正屈光不正	主观不愿戴用	了解情况，鼓励坚持戴用
			难以适应	通过对屈光检查、眼镜检测，了解情况制订适宜的屈光矫正方案

三、核对视觉质量

核对被测者的视觉状况，是一项可以了解屈光状况和某些性质的信息采集办法。尽管目前使用得不多，但显然这是一个可以采用的简便易行的办法。

1. 视像的虚/实

当被测者所说看东西有虚有实时，就要进行询问，问清虚与实的具体情况，才能做出判断。

（1）距离差异导致的视像虚与实　倘若被测者说的虚与实，是指下图这种的近实/远虚（或远虚近实）的情况，则是正常现象。因为，人眼只能聚焦在一点，远近不同距离的物体不会同时在视网膜上成焦点。

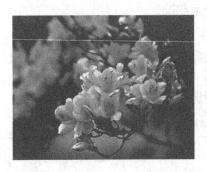
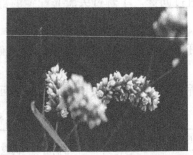

（2）固定目标的虚与实　在屈光矫正中，只要被测者的视觉功能和眼屈光介质正常，使用屈光矫正镜度都应当获得清晰的视像。

如被测者看到的视像如左图，不要误认为这样清晰的视像就可以说屈光矫正镜度是正确无误的，这是因为在近视眼轻度过度矫正（或低度远视眼轻度矫正不足）的情况下，通过使用调节力是可以看清楚目标的。

倘若被测者看到的视像如右图，则可以肯定屈光矫正镜度肯定是不正确的，只能让被测者稍事休息后，重新检测。

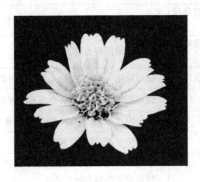
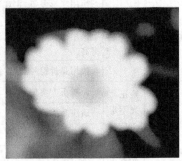

2. 视像的变形

（1）水平（或垂直）变形　当被测者主诉看东西在水平方向（如左图）或垂直方向变形时，则说明被测者存在明显的散光。而当中高度散光在被矫正初期，也会出现视像变形的情况，这应当是长期适应变形视像后的正常视觉反应。

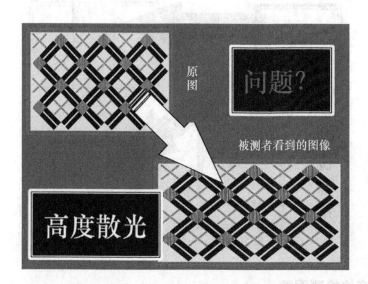

（2）倾斜的变形　当被测者看到的图像呈斜向变形时，则说明被测者存在斜向散光（行业中人更习惯称之为斜轴散光）。

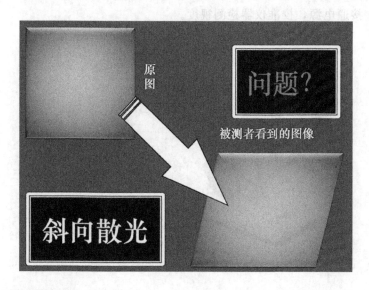

3. 双眼视像分离

有一些被测者还会有双眼视像分离的主观陈述，但这一信息经常被忽视。

这类被测者在日常生活中，极容易发生视觉疲劳，在不得已的情况下会选择闭上一只眼用一只眼看东西，这时不舒适症状就会消失。遇到这样的被测者一定要问清楚视像分离的方向。这种视像分离有三种形式：①水平偏位；②垂直偏位；③斜向偏位。这三种偏位中最容易被忽视的是斜向偏位。

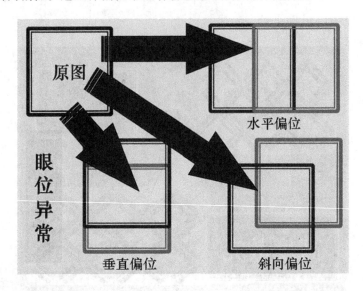

四、镜度仪检测图解

1. 手动焦度仪检测图解

（1）接通电源，校准仪器检测视度。

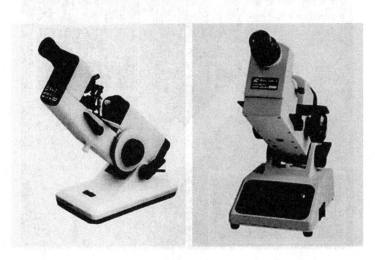

手动焦度仪
（左：内读式焦度仪；右：数字式焦度仪）

（2）检测镜片

① 将镜片凸面向上放置在检测支架上；

② 根据视屏图像的引导对准中心；

③ 对焦即可检测球面镜度；

④ 含有柱面镜成分的则需对互相垂直的最大、最小屈光力方向进行分别检测。

（3）检测数据读取

① 内读式焦度仪：单纯球面镜度可以直接读取；对球柱联合透镜则需通过镜度转换（处方转换），求出屈光矫正镜度。

② 数字式角度仪：在外设数字屏直接读取。

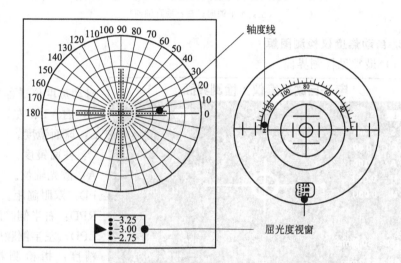

手动焦度仪观察视野的轴度线和屈光度视窗

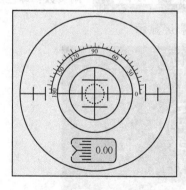

内读式手动焦度仪的视野
（视野中刻度和数据屈光检测读取值）

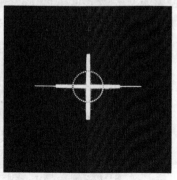

球面镜检测图像
十字线清晰度宽窄一致

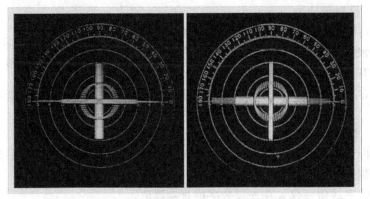

含有柱面镜成分镜片检测在两个检测方向所见图像
（左：水平轴向；右：垂直轴向）

2. 自动焦度仪检测图解

（1）最常见检测界面

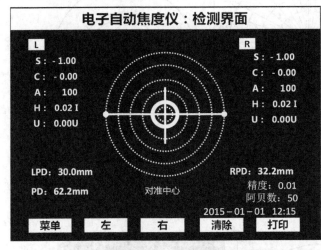

自动焦度仪屏幕显示

R：右；L：左。

S：球面镜度。

C：柱面镜度。

A：散光轴位。

PD：双眼瞳距。

RPD：右半侧瞳距。

LPD；左半侧瞳距。

精度：指检测精度，

0.01 即 0.01D。

阿贝数：即色散系数。

（2）尼德克 AR.330A 自动焦度仪彩屏显示

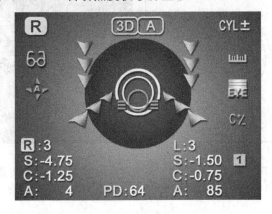

（3）渐进镜片检测时引导界面

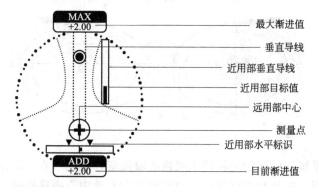

3. 自动焦度仪检测程序

（1）接通电源，稍待屏幕显示。

（2）检测镜片。

① 将镜片凸面向上放置在检测支架上；

② 根据视屏上的图像引导对准中心；

③ 读取视屏检测所得的屈光数据。

（3）必要时，按下打印键，可以将检测结果打印在打印纸上。

第三部分　戴用眼镜调查

一、眼镜架配适状况检查

1. 眼镜的材料、尺寸核对

（1）镜腿上的錾刻、打印标记　镜腿内侧一般都会有材料和尺寸数据的錾刻、打印标记。

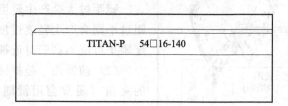

如：TITAN-P 54□16-140。

意义：纯钛；镜圈尺寸；方框法；镜梁尺寸；分割号；镜腿长度。

（2）眼镜架的理想配适　理想配适眼镜架：瞳距＝镜圈尺寸＋镜梁尺寸。

理想配适的眼镜架，在戴用时应如下图，瞳孔中心应位于镜圈的垂直中线上。

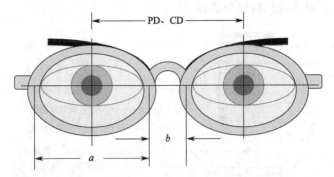

倘若，眼镜架使用的是较宽大规格的眼镜架，瞳孔中心一定位于镜圈的垂直中线的内侧。如果验光配镜加工中，就要做光学中心内移处理，凡经光学中心内移处理的眼镜，检测其眼镜的光学中心距的结果一定符合下列等式：

光学中心距(CD)＝镜圈尺寸＋镜梁尺寸－2×单侧内移量。

最常见眼镜架选择不当有以下两种：

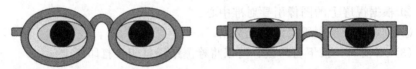

眼镜架尺寸过大示意图　　　眼镜架立线过小示意图

（立线：镜圈的垂直高度）

2. 镜距（镜眼距）、前倾角、垂俯角

眼镜的戴用应符合生理要求，从镜片光学设计和视觉生理而言，镜

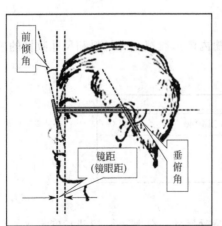

距、前倾角、垂俯角的推荐规格（表2-4）如下。

（1）镜距　又叫做镜眼距、顶点距离。

镜距过大会产生轻度矫正不足，镜距过小则会产生轻度过度矫正，轻度过度矫正可能不利于对近视的控制。

（2）前倾角　是指镜圈与水平视线的夹角（通常会用镜腿方向替代水平视线）。

前倾角过小或成为负角的眼镜架多为低档次产品。戴用这样的眼镜架配制的眼镜看事物头位会有异常，一般都不会有舒适的戴用感觉，常需较长的适应时间。

（3）垂俯角　是指镜腿尾部向下的折角。

垂俯角过小，眼镜的位置不稳定容易前移，戴眼镜的人经常上托镜梁的习惯就是由这种原因造成的。垂俯角过大，则会导致耳后、枕部的压伤、破损。

表 2-4　镜距、前倾角、垂俯角的推荐规格

检测	推荐标准	实际应用	
前倾角	8°～15°	远用：6°～10°	
		近用：10°～15°	
		最大：≤25°	
镜距	12.0mm	最大：≤25mm；欧美人极深眼窝人：13.7mm	
垂俯角	约定 50°±5°		

3. 镜面角、外张角、垂内角

眼镜戴用舒适程度还与镜面角、外张角、垂内角（表 2-5）的状况有着密切的关系。

镜面角过小时，两只镜片就不会处于同一视觉平面上。选择过于宽大的眼镜架或购置大框架的太阳镜是导致这种情况最常见的原因。初次戴用镜面角过大的眼镜一般都会有程度不一的晕眩感。

外张角是保证眼镜戴用舒适程度的重要因素。外张角过小会感到过紧，而且往往会造成头部颞侧皮肤的轻度损伤。外张角过大则会感觉眼镜戴不住。

垂内角是否合理与眼镜戴用的稳定程度有密切的关系。垂内角过小，眼镜容易向前滑动，这是戴眼镜的人经常用手去推眼镜的根本原因。垂内角过大则是造成眼镜腿压伤枕部的必然因素。

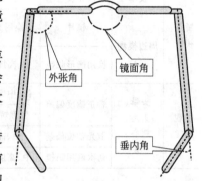

表 2-5　镜面角、外张角、垂内角的推荐规格

检测	镜面角	外张角	垂内角
推荐标准	170°～180°	90°～110°	垂长部与枕部相符

由于人的耳朵的位置前后略有差异，垂内角的角度一定要根据戴用人耳朵的位置进行调整。调整合适的垂内角的最好检验方法就是看镜腿尾部与头枕部的关系：贴敷适当说明角度合适，镜腿跷着说明角度过大，镜腿张着说明角度过小。

二、原戴眼镜矫正方案欠妥、未解决的问题的原因及处理原则

见表 2-6。

表 2-6　原戴眼镜矫正方案欠妥、未解决的问题的原因及处理原则

		常见原因	注意	检测要点	处理原则
视觉疲劳	视近困难	忽略老视	年龄	近用附加镜度	使用老花镜、双光镜、渐进镜
		潜在隐斜	屈光参差	视近眼位检测	矫治潜在隐斜(另配近用眼镜)
		光心距不正确	眼镜框宽大	瞳距测量	换用适宜的眼镜架、光心内移
	注视困难	隐斜视	中、高度屈光不正	隐斜检测	光心移动、应用三棱镜
远视力不佳	欠清晰	近视过度矫正	低、中度近视	充分雾视、散瞳	正确、合理矫正屈光不正
		远视过度矫正	低度远视	充分雾视、散瞳	
		散光矫正不足	中、高度散光	交叉柱镜检测	应用过渡性散光矫正方案
		散光轴位偏转			修正戴用眼镜的散光轴位
矫正视野	狭窄	镜框立线过小			换用较宽大的眼镜框
	周边模糊	镜片	换用高折镜片	镜片周边色散	说明,请其适应;更换低折片
		换用隐形眼镜	中、高度屈光不正	矫正视力检测	说明原因
主观感觉	头晕、头疼、恶心、干呕等	矫正镜度偏差	低、中度屈光不正	强调客观验光、主观验光核对	修正屈光矫正镜度,及散光轴位
			生理矫正散光差		
		散光轴位偏差	中、高度散光		
		初次戴用眼镜	中、高度屈光不正		适当降低屈光矫正镜度

三、戴镜者可能产生的新需求

见表 2-7。

表 2-7　戴镜者可能产生的新需求

新的需求			消费人群	配镜注意要点
种类	作用	效果		
非球面眼镜	提高矫正视觉的清晰程度	提高换用高折镜片的视觉效果	各类人员	引导中心区使用
		提高换用树脂镜片的视觉效果		
渐进眼镜	预防控制近视	用者讲有效	青少年	初次戴用训练
	近距离书写阅读工作	提高工作效率,消除视觉疲劳	老视眼	初次戴用训练
		减少视觉疲劳,提高工作效率	近距工作者	工作距离与加光量
双光眼镜	同渐进眼镜	外观形象稍差,近用视野较宽		实际(习惯)距离

新的需求			消费人群	配镜注意要点
种类	作用	效果		
抗紫外线眼镜	减少紫外线对晶体的辐射	有益眼的保护	室外工作者	
抗辐射眼镜	抵抗视屏辐射线对眼的作用		视屏等工作	
太阳镜	抵抗强烈阳光的照射损伤	减少强光刺激	室外活动多者	
隐形眼镜	减少重量负荷	适应个人审美观念	青年人	镜度换算
偏光眼镜	减少强光刺激	不改变目标颜色的色调	室外工作者	
套镜	同太阳镜或偏光眼镜	同太阳镜或偏光眼镜	室外活动	

四、原选用眼镜的不良状况及可能存在的问题（近视眼）

见表 2-8。

表 2-8　原选用眼镜的不良状况及可能存在的问题（近视眼）

不良状况	外观	光心已作移动		光心未作移动	
		初期戴用感觉	验配镜可能出现的问题	初期戴用感觉	验配镜可能出现的问题
镜圈过大	对眼	视远、视近可能会感到不同	一般没有异常感觉；对新配镜可能会有瞬间的适应感	看近时不舒适、看远有眩晕感	原使用的光心距、实际瞳距均不适用；会有轻度眩晕感（散光者更明显）；可能有原戴眼镜初戴感觉相反的感觉；对新配眼镜均需 1 周 ±3 天的适应期
镜梁过宽	镜圈分离	水平扫视，鼻侧有被遮挡感		看近扫视，可有不舒适感	
位置过低	有被切割感	视野过窄、头部运动增多　视野上方色散效应明显		近视眼：远方地面呈下降倾斜　远视眼：远方地面呈上升倾斜	

注：表中信息，是在原戴镜与新配镜矫正镜度差异较小、散光镜度变化不大的情况下的情况。差异、变化较大时，感觉将会增大，适应期也将会延长。

第四部分　眼镜片配适状况检查

一、镜片类型、膜层变化

换用新镜片时，可能会有舒适度上不一样的感觉。对于这样的情况，一概认为"需要在戴用中适应"是不妥当的。面对这种情况就需要具体情况具体分析，对于新配眼镜而言，则要清楚新换的镜片类型、膜层可能会发生的问题（表 2-9、表 2-10），需在验光配镜中给予相应的关照。

表 2-9　镜片类型变化可能产生的异常视觉感受

原用镜片	新配用镜片		
	球面镜片	非球面镜片	渐进镜片
球面镜片	—	镜片移动感减小	周边区略模糊 视近略有放大感
非球面镜片	视像略模糊 镜片移动感增大	—	
渐进镜片	视近感觉不舒适、可有视觉疲劳出现		—

表 2-10　镜片膜层变化可能产生的异常视觉感受

原用镜片	新换用镜片	
	膜层状况	戴用感觉
未加膜	加膜	亮、清晰度自感良好
加膜	未加膜	视远有晃眼感,视近有污度感

在这方面发生问题,大多是由于营销人员不熟悉镜片类型、膜层变化,过度推销新型、新膜层镜片所致。

二、屈光矫正镜度的状况

1. 近视眼的过度矫正

(1) 原因

① 在近距视觉作业相对繁重的时期验光。

② 验光时,肌体处于未完全放松的状态。

(2) 表现

① 近距离工作常会有视觉疲劳症状出现。

② 适用较低的负镜度(或较高的正镜度)进行试戴,也可以获得相同的矫正效果。

(3) 验光注意要点

① 验光中,注意放松肌体张力的控制。

② 注意在行走试戴中的镜度调整(验光中,被测者在行走试戴时的肌体与眼的张力是最为松弛的)。

2. 散光矫正的不足

(1) 原因

① 散光程度低,被人为减去(或转化为等效球镜)。

② 验光时间过长,对散光度的增减反应不敏感。散光镜度被"合理"减低(或取消)。

③ 要求立等可取,但又缺少含有适当散光度的镜片,散光镜度被减低(或取消)。

(2) 表现

① 在注视视标时,会在线条的特定方向看到有虚影。

② 对≥0.75DC者,虚影明显,会影响视觉分辨力,视觉作业中也会出现

视觉疲劳症状。

（3）验光注意要点

① 矫正镜度中的散光成分，不要轻易取消。

② 验光中，必须精确调整散光的轴位及镜度。

③ 散光应完全矫正，暂不能适应者可采取过渡方案。

3. 隐斜视被忽略

（1）原因

① 多与绝大多数验光师不检查眼位的习惯有关。

② 对特殊性隐斜视、潜在性隐斜视的警惕性不够。

（2）表现

① 近距离工作容易出现视觉疲劳、工作效率较低。

② 眼镜基本不能戴用，多属于特殊性隐斜视。

③ 屈光参差出现近距工作困难，应考虑潜在性隐斜视。

（3）验光注意要点

① 进行远、近眼位的检查。

② 制订合理的矫正方案：

a. 远、近兼顾方案：远、近矫正棱镜度折中处置。

b. 远近分别矫正方案：上述方案矫正效果不理想。

4. 左右镜片颠倒

（1）原因

① 验光师将镜度顺序写颠倒。

② 磨边者粗心大意。

③ 检查、核对制度不健全。

（2）表现　两眼差异不大，有时不易发现。能发现者一般双眼的屈光矫正镜度的差异均较大。

（3）验光注意要点　重新验光、重新配镜。

5. 眼镜机械性损伤

这种情况大多是在沙发、床上被坐压所致。对这种情况，首先应以修复为主；其次，对个别眼镜也会出现不能被完全修复的情况，其屈光矫正效能就会发生或大或小的变化，此时就应当建议重新验光配镜。

第五部分　眼镜片配适状况检查

一、追求变化

1. 信息迹象

① 镜度变化不大，或没有变化。

② 原戴眼镜并无机械性形变与外观损伤。

③ 年龄多比较年轻（尤其是年轻时尚女性）。

2. 服务要点

① 保证维持良好的矫正视力。

② 协助挑选眼镜架，对规格尺寸不适宜戴用的应耐心说明。

③ 推荐商品应以样式时尚、色彩艳丽为主。

二、提高矫正视力

1. 信息迹象

① 镜度变化较大，原戴眼镜矫正视力不理想。

② 最明显的是主诉有提高视力的需求。

2. 服务要点

① 以提高矫正视力为主要检测目标。

② 在提高矫正视力的基础上，可以建议选用略显时尚的眼镜架。

三、解决戴镜不舒适

1. 信息迹象

① 新配眼镜，戴用不舒适（头痛、头晕等），或有明显视觉疲劳症状，半月以上不能缓解。

② 眼镜因不慎被压而发生扭曲。

2. 服务要点

（1）新配眼镜，戴用不舒适

① 应复查屈光矫正镜度是否正确。

② 检查是否存在隐斜视。

③ 检查双眼视觉功能的状况。

（2）眼镜严重变形

① 以修理原戴眼镜为主。

② 对使用时间较长的眼镜，应建议重新验光配镜。

③ 维修前，对维修后的状况及万一状况应给予说明。

四、出现了新问题

1. 信息迹象

① 年龄较大，主诉视物不清晰。

② 视力、矫正视力突然性下降。

③ 无法用屈光异常、正常视觉生理解释的自觉症状，如虹视、视野缺

损等。

2. 服务要点

① 了解异常表现发生的简单情况。

② 在力所能及的情况下，给予必要的解释和建议。

③ 对有必要（或请求）验光者，应以改善视觉状况作为验光配镜的目的。

④ 对视力突然下降和视力减退较快的，应建议就医。

五、验证屈光矫正镜度

1. 信息迹象

这种现象，验光师在被测者验光前一般不会被察觉，甚至验光后也不清楚其目的。有以下两类情况。

（1）被测者　通过到几家眼镜店验光，来确定谁家的镜度准，以此来确定按谁家检测的屈光矫正数据配眼镜。这种情况，往往是都检测完了，面对几张数据不相同（甚至是存在较大差异数据）的验光单，无所适从。

（2）新闻记者　这种情况近年来常有发生，这些新闻记者经常会悄无声息地连续到几家眼镜店进行验光，对各家眼镜店验光结果进行对比、评判、讨论。尽管这种方法对评判验光有很大的局限性，会因不同时间、不同的眼睛张力状态等因素产生检测结果的差异。

但是，这两种情况必定还会不断发生，来的必定是"客"，我们仍需以礼相待，做好我们的服务工作。

2. 服务要点

（1）验光师应无条件地始终保持最佳的验光状态。

（2）结合来者的诉求，热情接待，仔细分析，说明道理。

① 检测中，被检测者时间、疲劳程度、对视标分辨精度的差异和眼的调节张力的差异，出现屈光矫正镜度的差异是正常生理表现，但各次验光的矫正数据一般均在：平均值±0.50D。

② 建议：被测者在其日常工作时间来验光。一般来说上午 9 点～下午 4 点是比较适宜的验光时间。

③ 一般来说，被测者不应在从事高度紧张视觉作业后接受验光，这种情况容易出现矫正镜度偏移。

第三章

视力表与视力检测

第一部分 视力与视标

一、视力与视标

1. 视力定义

视力就是人眼精细辨别物体形态的能力。视力数据反映的是在两维垂直平面的检测的视觉分辨能力比较值。

2. 视力表

（1）视力表设计原理 视力表是根据视角的原理设计的。所谓视角就是由外界两点发出的光线，经眼内结点所形成的夹角。

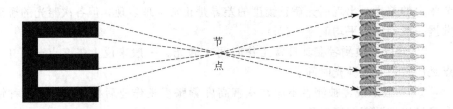

眼屈光系统的节点：位于角膜前顶点之后的 6.96mm（第一节点；或 7.32mm——第二节点）。当外界两点发出的光交叉通过眼的节点，分别投射并使两个不相邻的视锥细胞兴奋时，我们的眼就会分辨出这两个点。正常情况下，人眼能分辨出两点间的最小距离所形成的视角为最小视角，即一分视角。视力表就是以一分视角为单位进行设计的。

（2）视标 什么是视标呢？视标就是用于比较和核对人们视觉分辨力的标

志。最常用的视标有"E"字视标和环形视标两种。

标准视力表以 1.0 视标为基准，以 $\sqrt[10]{10}$ 的字符大小进行排列，供人们进行视力测定的图表。其中 1.0 的视标在检测距离必须符合：1 分视角的要求，即，整个视标为 5 分视角×5 分视角；每 1 划或开口为 1 分视角。

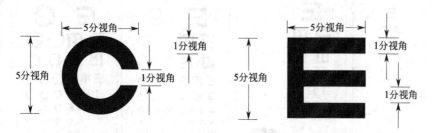

儿童对"E"字视标和环形视标是没有问题的，但是表达起来有时会比较难，因此人们又专门设计了适于儿童的图形视标（如常见物品类视标、手形视标等）。

3. 临床视力分类

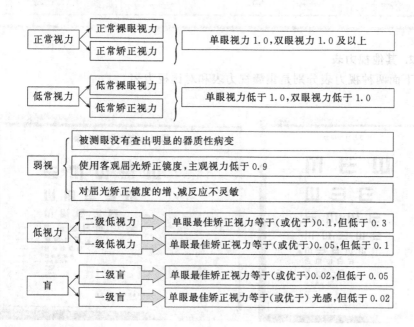

二、视力表类型

1. 常用的视力表

常用的视力表有纸质、灯箱式和投影式三种，设置的检测距离为 5m。验光使用的视力表一般是灯箱式或投影式，投影式视力表包括双眼视功能检测用的图标，这是验光师更多使用这种视力表的重要原因。有的生产厂商也为灯箱式视力表增添了散光表、双眼视功能检测的视标，这种视力表在行业中的使用并不普遍。

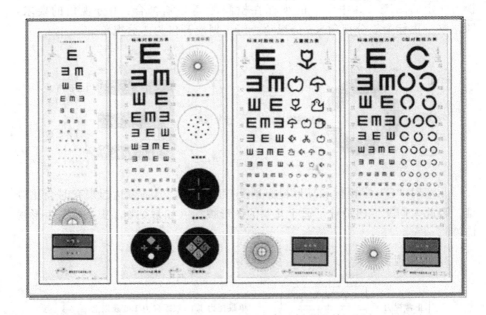

2. 其他视力表

下面两种视力表分别是集簇视力表和对比视力表。

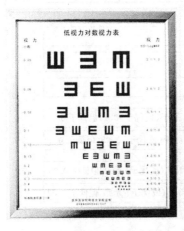
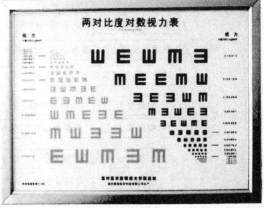

（1）集簇视力表　这是一种针对弱视进行检测用的视力表。对同样大小视标，儿童弱视患者分辨这种集簇视标比单个视标明显要困难得多。这种集簇视力表对评价弱视治疗效果和愈后评价具有重要的临床意义。

（2）对比视力表　两对比度视力表设有100%和10%高、低两种对比度。两对比度视力表用于各种人群视力测定与视力障碍的筛查；对早期白内障、青光眼等眼病的初步筛查及屈光手术等视觉质量评估有着重要的价值。

3. 视力表仪

和综合验光仪联合使用的视力表仪有视屏显示、投影显示（又分为投影式、魔术箱式）两类。

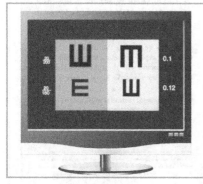

视屏显示视力表仪

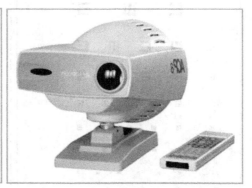

投影式视力表仪

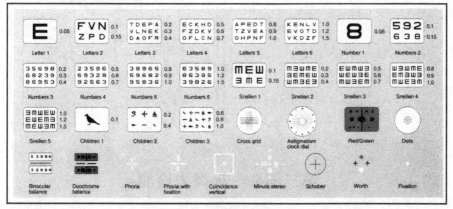

视力表仪的视标图显示帧页

投影视力表仪有以下两个优势。

① 在检测距离的设置上，更具优势，也给使用者带来了极大的方便。现在市场上销售的视力表投影仪，可以设置的最小距离为 1.1m 左右。

② 视力表投影仪的另一优势，则是有对双眼视觉功能检测设计的特殊检测视标。

4. 近用视力表

近用视力表样式很多，种类也很多，其类型大多采用手执式、悬挂式（用于综合验光仪）。下面两种分别是我国当代屈光学先行者——徐广第先生设计的 E 字视标"标准对数视力表"、法国 ESSILOR 公司设计的语句式近用视力表。

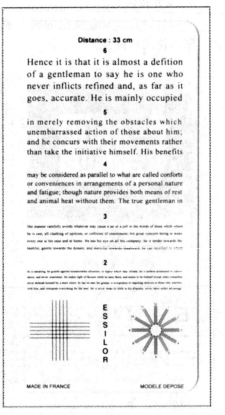

第二部分 远视力检测

一、视力检测

1. 视力检测条件

对视力检测来说，测定视力的客观条件是重要的，而这些条件是什么？这些条件又是怎样的？这些条件可以分为客观物质条件、主观被测条件和操作控制条件3大类。

（1）客观物质条件 视力检测的客观条件就是指视力检测环境与工具的硬件条件，这些条件包括视距、亮度、指示棒等。

① 视距恒定。我国现行视力表中远用视力表的设计距离为5m，这就要求在进行视力检测时，被测眼与视力表1.0视标的距离应为5m，这个距离必须保持准确和稳定。

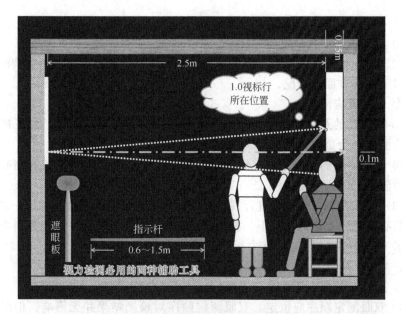

5m标准距离视线折返式视力检测示意图

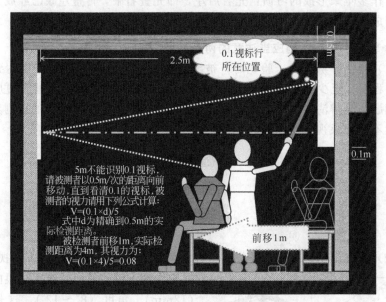

5m标准距离看不清0.1视标时，视线折返式视力检测示意图

② 亮度恒定。视力表的亮度，是在3％的视标反射率和80％背景反射率的条件下实现的，也就是说视力表的识别是在背景反射率：视标反射率＝27：1的条件下实现的。在视力表的使用上，验光师只能使用现成的，只能认为这类商品符合视觉生理的要求。

③ 指示棒恒定。指示棒的材料以不反光为宜；长度不限，以适用、顺手

为宜（一般一端以 7.5mm，另一端以 15～30mm 为宜）。

④ 反光镜的质量一定要优良。

（2）主观被测条件　为了保证视力检测的准确，检查者还应注意被测者自身的以下几个方面的状况。

① 结膜囊应清洁。

② 被测眼的开合状态应为常态。保持眼睑的正常开合状态，是正确进行视力检测的一个重要条件。

③ 非检测眼的遮挡压力应恒为零。使用遮眼板对非检测眼的遮挡必须是无压力阻断光的入眼路径。

（3）操作控制条件　在进行视力检测时，检查者必须对检测进行一定的控制，只有在有效控制的条件下，检测的结果才会更加准确，才会更加科学。

① 辨识时间应恒定。单个视标的辨识时间应控制在 2～3s，以 3s 最为常用。

② 遮挡非被检眼的用品应卫生。

③ 双眼测定顺序应恒定。双眼测定顺序对检测结果并无影响。但眼科学医疗工作多年来形成的习惯：先右后左，即先查右眼，再查左眼已经成为大家约定俗成的顺序，这个检测顺序与眼科医疗文书的记录书写顺序完全一致。

2. 验光中视力检测应当注意的两个问题

（1）视标分辨程度　验光时，被测者对视标的分辨程度最好要达到下图（a）的程度，至少也要达到（b）的程度。尤其是对裸眼视力考察时更应注意这个问题。分辨清晰程度不一致，正是相同屈光矫正镜度在不同的被测者却表现截然不同裸眼视力的原因。

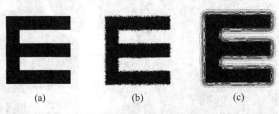

(a)　　　　　(b)　　　　　(c)

（2）验光测试镜片的正确位置　在检测屈光矫正镜度、核对矫正视力时，一定注意近眼侧的测试镜片与眼的距离（12mm）、角度（8°～12°），这是戴用屈光矫正眼镜最合理的位置。

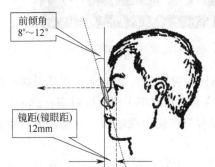

前倾角
8°～12°

镜距(镜眼距)
12mm

在验光试戴行走时，试镜架一定要要保持在这样的位置才能获得最真实的戴用效果。

3. 视力判定

（1）视力值记录　视力记录的方式

有小数记录法、五分记录法、分数记录法。目前我国最为普及的是小数记录法，其次是五分记录法，五分记录法一般应用在具有医学统计意义的视觉检测上。表 3-1 为五分记录法与小数记录法的视力值对照表。

表 3-1 五分记录法与小数记录法的视力值对照表

记录种类	小数记录法	五分记录法
常规视力值对照	2.0	5.3
	1.5	5.2
	1.2	5.1
	1.0	5.0
	0.8	4.9
	0.6	4.8
	0.5	4.7
	0.4	4.6
	0.3	4.5
	0.25	4.4
	0.2	4.3
	0.15	4.2
	0.12	4.1
	0.1	4.0
低常视力值对照	0.08	3.9
	0.06	3.8
	0.05	3.7
	0.06	3.6
	0.03	3.5
	0.025	3.4
	0.02	3.3
	0.015	3.2
	0.012	3.1
	0.01	3.0
	CF[①]/0.4m	2.9

① CF 即指数，CF/0.3m 五分记录为 2.8，CF/0.25m 五分记录为 2.8。

（2）视力判定 可以看清整行视标时，以该视标行前的小数作为被测者的视力读取数值。如被测者看清楚下图中 0.B 行视标的全部 4 个字母，其视力记录为 0.B。

只能看清楚一行视标中的部分字母，能识认字母的数量小于整行视标的一

0.A

0.B

0.C

半，例如 0.B 视标行中的一个字母看不清楚，应记录为这行视行前标注的数字$^{-1}$。

只能看清楚一行视标中的部分字母，能识认字母的数量大于整行视标的一半时，应记录为上一行视标行前标注的数字$^{+1}$。例如被测者只能看清 0.B 视标行中的一个字母，则应记录为：0.A^{+1}。这时被测者看清楚的标志可能是这一行视标的第 1、3、4 个视标。

后两种情况，均提示我们：被测者还存在尚未被矫正的、比较明显的水平（或垂直）方向的散光成分。

二、不同视力表的特性、检测要求和优缺点

不同的视力表在检测中的基本要求是不一样的，各种视力表在屈光检测及矫正的作用及矫正要求也是不一样的，不同类型的视力表使用的视标、检测距离和显示方式也不完全一样。了解这些不同的方面，对于验光师来说则是十分必要的。当然，不同的视力表也有各自的优点和不足，验光师也要了解自己使用的视力表的优点和不足，只有这样才能发挥自己的特长。

1. 不同视力视力表的检测要求对照表

见表 3-2。

表 3-2　不同视力视力表的检测要求对照表

视力种类	视标		检查距离	被检眼状态	辨识要求	读取视标的时间	
	可用	常用	标准距离			标准	延长
针孔视力	E,C,图形	E	5m	无特定要求		3s	
远视力	E,C,图形	E	5m	常态开合状态	境界锐利	3s	
					境界锐利		＋
	E,C,图形	E	＜5m		境界锐利	3s	
					境界锐利		＋
近视力	E,C,图形	E	0.3m		境界锐利	3s	
					境界锐利		＋
	E,C,图形	E	＜0.3m		境界锐利	3s	
特殊视力	根据需求选用				境界锐利	根据作业特点确定	

2. 不同视力视力表的记录法、正常视力及在检测中的作用对照表

见表 3-3。

表3-3 不同视力视力表的记录法、正常视力及在检测中的作用对照表

视力种类	视标		视力记录	正常视力	在屈光检测中的作用
	可用	常用			
针孔视力	E,C,图形	E	+,-	+	鉴别视力低下的原因
远视力	E,C,图形	E	小数	1.0~1.5,屈光矫正	常规视力检查
	E,C,图形	E	小数	检测一般为1.0~1.2	矫正视力检查
近视力	E,C,图形	E	小数	1.0~1.5,近用矫正一般控制在1.0	常规近视力检查 矫正近视力检查
	E,C,图形	E		留有必要的径深	考察调节力储备预留
特殊视力	根据需求选用		文字	满足需求	特定条件的视力需求,特殊助视镜要求

3. 不同视力表的视标、检测距离与显示方式

见表3-4。

表3-4 不同视力表的视标、检测距离与显示方式

视力表种类		视标类型	标准检测距离	显示方式
名称	形式			
远用视力表	纸质	E	5m	直线、反射
	灯箱式	E	5m	反射、直线
	投影式	E、C、数字、图形	5m	反射
	魔术箱	E、C、数字、图形	1.1m①	背投
近用视力表	纸质	E	0.3m	直线
	相框式	E		直线
	悬挂式	E、数字、图形	0.4m	直线
近用视功能检测仪		E、数字、图形	0.4m	直线

① 检测距离可调,调整数据为1.1、1.2、1.5、2.0、2.4。

4. 不同视力表的优、缺点

见表3-5。

表3-5 不同视力表的优、缺点

视力表种类		检测应用特点					不足
名称	形式	单眼屈光检测	双眼屈光检测	双眼视功能	与综合仪配合状况	行走试戴	
远用视力表	纸质	√	√		+	观察方便	使用时间长,纸可能变黄
	灯箱式	√	√		+	较方便	
	投影式	√	√	√	+++	不方便	
	魔术箱	√	√	√	+++	观察方便	价格相对较贵

视力表种类		检测应用特点					不足
名称	形式	单眼屈光检测	双眼屈光检测	双眼视功能	与综合仪配合状况	行走试戴	
近用视力表	纸质	√	√		+	观察方便	使用时间长,纸可能变黄
	相框式	√	√		+	观察方便	常会有镜面反射干扰
	悬挂式	√	√	部分	+++	不方便	检测头姿与阅读头姿有明显的差异
近用视功能检测仪		√	√	√	+	非常方便	价格昂贵,尚难普及

三、常用视力名词中/英文对照

见表 3-6。

表 3-6　常用视力名词中/英文对照表

中文	英文	
	常规写法	简约写法
裸眼远视力	VA_{SC}	VA、V
裸眼近视力	VA_N	V_N
矫正远视力	VA_{CC}	
矫正近视力	VA_{NC}	
针孔视力	VA_{PH}	PH
指数	VA_{CF}	CF
手动	VA_{HM}	HM
光感	VA_{LP}	LP
无光感	VA_{NLP}	NLP

第三部分　近用视力检测

一、近用视力

一般而言,近用视力检测考察的是 30cm 阅读距离的视觉分辨与调节能力。但是，在验光中要考察的是被测者在现实生活、工作中需要使用的应用性近用视力和矫正视力状况。很显然，在验光中将30cm作为所有人、所有环境的近用屈光检测的统一尺度是不妥当的。

二、近用视力检测

1. 近用视力检测

视力检测，分为远用视力检测和近用视力检测，两者均是验光操作程序中不可缺少的内容。即便所配眼镜是原用眼镜，近用矫正视力也是应当进行检测的，这是防止发生过度矫正最简单、有效的检测方法。

近用视力检测，在视标类型、检测方法、记录方法等方面和远用视力检测基本相同，所不同的只是视标大小、检测距离。

2. 综合验光仪的近距离检测设定

在普遍使用综合验光仪的情况下，近用视力检测时的仪器设定就是必须要考虑的问题。

（1）检测距离调节杆的设定

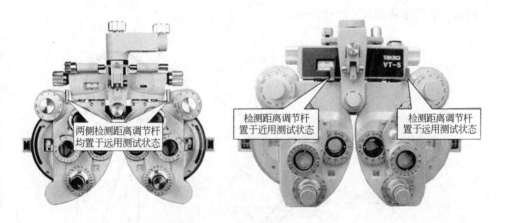

检测距离调节杆的位置设定示意图

左图：两侧检测距离调节杆均置于远用测试状态。

右图：右眼侧置于远用测试状态，左眼侧置于近用测试状态。

（右图设置状态仅是为了显示检测距离调节杆可调特征）

（2）近用检测杆设定　检测近距离矫正视力状况，一定要放下综合验光仪前面的近用检测杆。当检测距离调节杆置于近距离检测状态时，最适宜的近距离检测距离是0.4m。这就是说，综合验光仪的镜片在视距0.4m时处于最佳的视觉光学系统中。

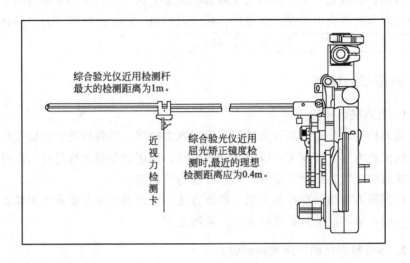

3. 检测距离与角度的设定

（1）检测距离的设定　根据被测者的配镜的主观要求，设定检测距离。一般而言，阅读纸质本册的视距为 33cm，在书桌、写字台上写字的视距为 25～28cm，电脑作业则在 40～50cm。

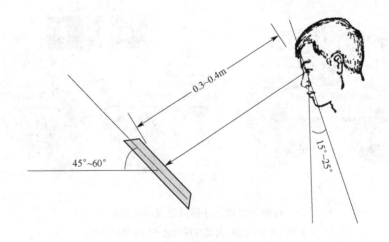

头部近用阅读实际姿态示意图

近用矫正镜度检测注意：实际阅读姿势，可因多年养成的习惯、工作性质等因素，头部与身体、眼睛与阅读物的距离、角度会稍有不同，在近用镜度试戴阅读和确定时一定要给予充分注意。

（2）检测镜片与眼的角度　检测中，检测镜片的镜平面与眼的平面的角度经验值为：15°～25°。

第四部分 视力异常的分析

一、屈光矫正镜度与裸眼远视力的关系

　　裸眼视力状况与屈光矫正度存在着密切的关系，在被测者精确辨识视标的情况下，屈光矫正镜度与裸眼视力（小数）的关系如表 3-7。

表 3-7　单纯球面屈光矫正与屈光不正校正精度的对应表

近视镜度(D)	−0.50	−0.75	−1.00	−2.00	−2.50	−3.00		
远用视力(小数)	0.8	0.6	0.4	0.2	0.15	0.1	0.08	0.06
远视镜度(D)		+0.50	+1.00	+1.50	+2.00	+2.50	+3.00	+3.50

二、视力、视觉障碍分析表解

　　在检测视力后，怎样分析被测者的原因呢？大致可以从远近视力异常、视觉障碍、急性视力障碍、形觉分辨偏差、复视与多视、视觉疲劳等情况入手进行分析。为了方便检索，特把这些不同的情况分别整理成表作为《第三章　视力表与视力检测》的附表，以便读者参考。

三、附表

　　表 3-8　远、近视力异常的常见原因
　　表 3-9　导致视觉障碍的常见因素
　　表 3-10　急性视力障碍的常见因素
　　表 3-11　导致形觉分辨偏差的原因
　　表 3-12　引起复视与多视的原因
　　表 3-13　可引起视觉疲劳的各种因素

表 3-8　远、近视力异常的常见原因

视距		原因	
远	近	分类	屈光、眼病状况
清楚	模糊	屈光不正	轻、中度远视
			老视眼
		疾病	扁平角膜
			青光眼
		药物作用	阿托品类药
			苯海拉明
			丙咪嗪

视距			原　因
远	近	分类	屈光、眼病状况
模糊	模糊	屈光不正	高度远视
			较高的远视散光
			轻度近视伴老视
		弱视	
		眼病	屈光间质混浊
			眼底病
			视神经病变
			神经官能症
模糊	清楚	屈光不正	近视眼
			近视散光
			调节痉挛
			轻度屈光间质混浊
		全身病	糖尿病
			妊娠高血压综合征
			痢疾
			马方综合征等
		药物	滴用毛果云香碱
			碘磷灵
			大量使用磺胺类药
			双氢克尿塞

表 3-9　导致视觉障碍的常见因素

病因分类		疾　病
先天性视觉障碍	眼球畸形	眼球大小畸形
		角膜畸形（圆锥角膜）
		虹膜异常（缺损）
		晶体异常
	屈光异常	高度近视
	其他眼病	先天性青光眼
		视网膜病变
		视神经缺损
	全身病	白化病
		其他先天性综合征

病因分类		疾　病
进行性视力障碍	中毒病变	烟草
		化学物质(苯、甲醇)
	眼病	角膜变性
		巩膜炎
		葡萄膜炎(频发性)
		视网膜疾病
		视神经病变
		青光眼
		白内障
一过性黑蒙	理化疾病	一氧化碳中毒
		高空飞行反应
		潜水病
	眼病	视网膜中央动脉痉挛
	药物	血管收缩药引起的痉挛
	全身病	先天性动静脉畸形
		高血压、低血压
		血液病
	其他	精神病

表 3-10　急性视力障碍的常见因素

病因分类		疾　病
急性视力障碍	眼病	眼前段炎症
		急性葡萄膜炎
		闭角型青光眼
		眼内出血
		视网膜脱落
		眼球及眶内的化脓感染
		视神经病变
		眼外伤
		中毒性弱视
	全身疾病	动脉硬化
		血栓闭塞性脉管炎
		糖尿病
		白血病
		尿毒症
		心力衰竭
		心肌梗死
		流行性脑积翠膜炎

病因分类		疾　病
突发性视力障碍		视网膜中央动脉阻塞
		急性视神经炎
		眼外伤
	眼病	急性视神经炎
	全身病	颅脑外伤
		弥散性脑炎
		弥漫性多发性硬化
		急性散播性脑脊髓膜炎
	中毒弱视	甲醇
		奎宁、麦角等
	其他	癔症

表 3-11　导致形觉分辨偏差的原因

病因分类		疾　病
视物畸变	屈光异常	高度散光
	眼病	中心浆液性视网膜病变
		视网膜脱落
		黄斑变性
		黄斑囊样水肿
		黄斑出血
		后极玻璃体牵引性增生
		眼底脉络膜肿瘤
		角膜外伤
		角膜瘢痕
视物变小	屈光	调节麻痹
		戴用近视矫正眼镜
	眼病	眼底（黄斑）水肿
		中心浆液性视网膜病变
		轻度视网膜脱离
	其他	癔病
视物变大	屈光	调节痉挛
		无晶体眼使用眼镜矫正
		戴用强度远视矫正眼镜
	眼病	视网膜萎缩（初期）

病因分类		疾 病
飞蚊症	屈光异常	高度近视眼
	生理性	玻璃体细胞残留
	病理性	葡萄膜炎
		玻璃体变性或积血
		视网膜脉络膜炎
闪辉暗点	目前尚不明确	偏头疼发作初期
		大脑枕叶动脉痉挛
		视网膜母细胞瘤

表 3-12　引起复视与多视的原因

病因分类		疾 病
双眼复视	屈光异常	病理性屈光参差
		眼镜光心与 PD 偏差
		集合功能不足
	眼肌病变	斜视、隐斜视
		眼球运动神经麻痹
		异常对应斜视矫正之后
		眼外肌病变
		眼外肌创伤
	眶内病变	眼球与眼睑粘连
		眶内瘢痕挛缩牵引
		眶内炎症、肿瘤
	其他	癔病
单眼复视	屈光异常	角膜不规则散光
		晶状体半脱位
		集合麻痹者在看近时
	眼病	重瞳症
		早期白内障
		房水透明异物
		玻璃体透明异物、囊肿
		视网膜脱离
		明显的水平眼球震颤
		大脑枕叶距状裂疾病
	其他	癔症

病因分类		疾　病
单眼多视	屈光异常	角膜不规则散光
		晶状体半脱位
	眼病	多瞳症
		早期白内障
	其他	大脑皮质性损伤

表 3-13　可引起视觉疲劳各种因素

病因分类		疾　病
调节性视觉疲劳	屈光	老视眼、调节不足
		远视、散光
	矫正不当	屈光异常矫正不当
		近视眼矫正过度
集合性视觉疲劳	屈光	集合功能不全
	眼肌病	隐斜视
		共转性斜视
		眼外肌麻痹
反射性视觉疲劳	照明条件	光线过强
		光线太弱
		频闪光
		光对比度过小
		色对比度不强
	工作环境	环境嘈杂
		目标活动没有规律
		工作对象过小
		长时寻觅注视目标
继发性视觉疲劳	眼病导致视力不良	早期青光眼
		眼屈光间质混浊
		眼底病变
		结膜炎
	全身疾病	高血压
		身体虚弱
		贫血
		内分泌功能紊乱
		更年期综合征
	其他	神经衰弱
		癔病

第四章

检影验光与电脑验光

第一部分 检影原理

一、检影屈光检测的原理

1. 检影法

检影法即检影验光法，俗称检影验光。这是一种根据光学成像原理，通过观察眼底反光状态的动态映光现象，寻找被检眼的人工远点，从而使验光师达到从客观角度获得被测眼屈光矫正镜度的屈光检测方法。

2. 检影的"顺动"与"逆动"

为了说明问题，我们首先假定：检影镜发出的光是集合光。这束光必定会交会于一点，这个点就是焦点，检测者通过光阑观察目标。倘若观察的目标恰好与焦点重合，此时光影就不动；观察的目标在焦点之前，此时光影就会顺动；观察的目标在焦点之后，此时光影就会逆动。

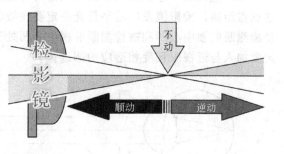

二、屈光不正的检影

1. 检影检测的基本原理

当由检影镜发出的平行光，经不使用调节的眼曲折后，其焦点恰好落在视网膜上，被测眼就是正视眼，观察到的眼底的反光影就不动；假如这个焦点位

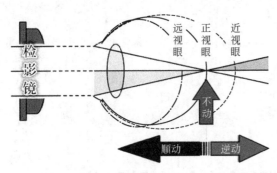

于视网膜前，被测眼就是近视眼，观察到的眼底的反光影呈逆动；倘若这个焦点位于视网膜后，被测眼就是远视眼，观察到的眼底的反光影呈顺动。

2. 屈光不正矫正镜片使用图解

在忽略检测距离和检测者屈光不正的情况下，更容易理解屈光状态与矫正镜片的关系。下面就是在忽略检测距离时不同屈光状态与矫正镜片的关系。

（1）正视眼　正视眼，在不使用调节的情况下眼的屈光力为零，视网膜中心凹发出的视线出眼后必然是平行线，这束平行光就会聚焦在检测眼的视中心凹。这也就是说，使用检影镜检测正视眼时，检测眼的视中心凹和被检测眼的视中心凹处于相互对应的状态（即共轭状态）。

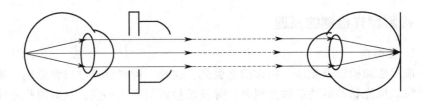

正视眼检影：无需使用透镜示意图

（2）近视眼　近视眼的远点在眼前的有限距离，倘若检测距离大于被测眼的远点距离，检影镜发出的平行光一定要在被测眼视网膜之前会聚成一点，要使检测眼的视中心凹和被检测眼的视中心凹处于共轭状态，在检测光路上就一定要加入与近视眼程度相适应的凹透镜。

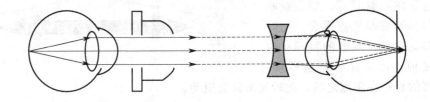

近视眼检影：负透镜矫正示意图

（3）远视眼　远视眼的屈光恰好与近视眼相反，检影镜发出的平行光一定会在被测眼视网膜之后会聚成一点，要使检测眼的视中心凹和被检测眼的视中心凹处于共轭状态，在检测光路上就一定要加入与远视眼程度相适应的凸透镜。

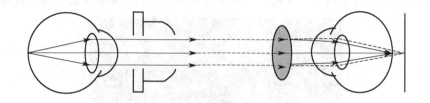

远视眼检影：正透镜矫正示意图

三、检影的过程与目标

检影就是要通过眼底反射光影的动态确认观测远点与被测眼视网膜的位置关系，并通过加入适当的透镜，使不在被测眼视网膜的观测远点回到眼视网膜上。检影的目的就是要获得需要加入透镜的屈光矫正数据。

第二部分　检　影　操　作

一、检影屈光检测操作图解

1. 影动的信息

（1）运动光影的形态　检测中，运动光影的形态可以在一定程度上提示散光。这种提示仅限于中等程度及以上散光的存在，对于低度散光则很难分辨。

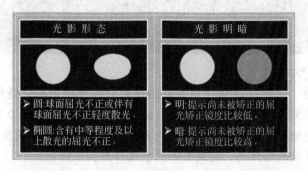

（2）运动光影的明暗　通过检影镜观察到的光影的颜色呈橘黄色。检测中，光影的颜色也会呈现明暗的变化，倘若看到光影颜色明亮提示尚未被矫正的屈光矫正镜度相对较低，当颜色较暗时则提示尚未被矫正的屈光矫正镜度相对较高，而当达到最明亮时，说明屈光矫正已经被完全矫正。

（3）光影运动方向　检测中，检测者在摇动检影镜使投照光运动时还会看到光影的运动。光影的运动方向与投照光的运动方向一致，提示尚未被矫正的屈光矫正镜度为正镜度；反之，则提示尚未被矫正的屈光矫正镜度为负镜度。

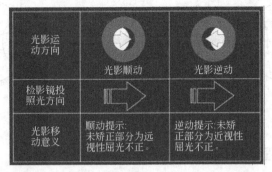

光影运动方向	光影顺动	光影逆动
检影镜投照光方向		
光影移动意义	顺动提示：未矫正部分为远视性屈光不正。	逆动提示：未矫正部分为近视性屈光不正。

（4）光影运动速度　检影检测过程中，还可以观察到光影的运动速度，光影速度越快，说明加入的镜度越接近于完全屈光矫正镜度；反之，则说明加入的镜度与完全屈光矫正镜度还有较大差距。

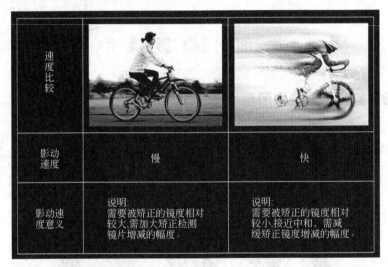

速度比较		
影动速度	慢	快
影动速度意义	说明：需要被矫正的镜度相对较大，需加大矫正检测镜片增减的幅度。	说明：需要被矫正的镜度相对较小，接近中和，需减缓矫正镜度增减的幅度。

2. 影的"中和"

检影中的"中和"，实际上讲的就是用相对应性质的测试镜片抵消眼的屈光学性质，当测试镜片与眼光学的联合镜度达到 0 度时，屈光 0 度对光线没有屈折作用，检测中的光影自然也就不会动，此时透射光恰好聚焦在视网膜处，当然此时光影也就会最亮，而最亮的颜色也自然会最鲜艳。

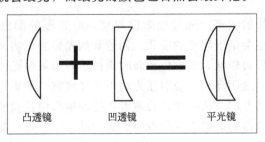

凸透镜　　　凹透镜　　　平光镜

（1）中和的实质　检影中的中和的实质就是：两个性质不同、绝对值相等的光学结构叠加在一起，其光学效果等于两个光学结构的代数和，例如，近视眼前后径增大相当于一个凸透镜，近视镜片是凹透镜，当眼前的凹透镜片镜度恰好是眼的凸透镜效应镜度的相反数时，镜片的镜度与眼的效应镜度就达到了中和。

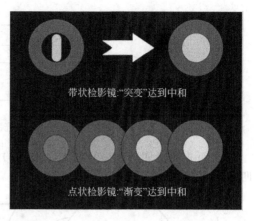

带状检影镜:"突变"达到中和

点状检影镜:"渐变"达到中和

（2）中和光影的特征　投照光的移动，光影不再随之运动，或者光影呈现似动非动就是达到了中和。

（3）两种检影镜检测信息　带状检影镜、点状检影镜尽管都是用于检影验光的器械，但是操作方法和获取的信息的形式略有差异，例如中和光影的获得方式，带状检影镜观察到的是一个突然变化过程，而点状检影镜则是一个渐变的过程（表4-1）。

表4-1　两种检影镜检测中所见到的信息对照表

影 动 信 息		带状光检影镜	点状光检影镜
光影形态	形状	条带状	圆点状
	方向变化	可变	不可变
光影运动	判定影动优势	顺动	逆动
	影动速度易辨	顺动	逆动
检测过程中光影色度与亮度	颜色变化	不鲜明	鲜明
	亮度变化	不鲜明	鲜明
达到中和的过程	过程	带状→满月状	→明亮、鲜艳、不动
	变化	突变	渐变
	中和影形态	圆	圆
	中和影颜色	眼底本色	眼底本色

（4）各种屈光的中和

① 正视眼：眼的前后径是正常的，无需使用透镜其本身就处于中和状态，或者说只有使用平光镜才能满足其保持中和的状态。

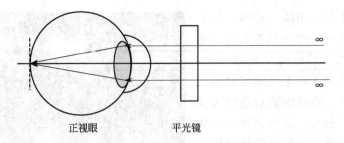

正视眼　　　　　　　　平光镜

② 近视眼：眼的前后径增大，呈现的是凸透镜的效果，检影中只有使用凹透镜才能达到影动的中和。

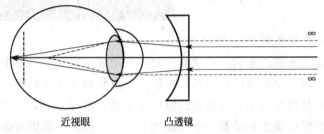

近视眼　　　　　　　　凸透镜

③ 远视眼：眼的前后径减小，呈现的是凹透镜的效果，检影中必须使用凸透镜才能达到影动的中和。

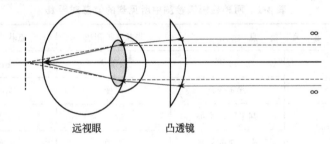

远视眼　　　　　　　　凸透镜

二、"检影五字诀"

检影法是毕华德先生在临床实践与教学中最为重视的一种眼屈光检测方法，特别强调检测姿势的舒展与准确。郭静秋作为毕华德的学生，历来重视检影屈光检测法的应用与传播。"检影五字口诀"就是根据郭静秋教授讲述的毕老教学实践活动的实例，进行整理、提炼后编辑而成的。

（1）五字口诀

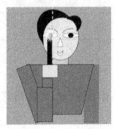

① 点

要点：光入瞳。

要求：要将检影镜的投射光通过被测者的瞳孔投照到眼内。

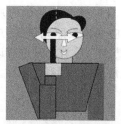

② 横

要点：观察水平"影"动。

要求：水平转动检影镜，令投射光在瞳孔区轻轻掠动，同时观察眼内"影"动性质。

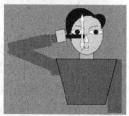

③ 竖

要点：观察垂直"影"动。

要求：垂直转动检影镜，令投射光在瞳孔区垂直方向轻轻掠动，同时观察眼内"影"动性质。

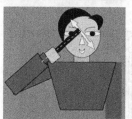

④ 撇

要点：对"横"、"竖"检测已达到中和者，应通过"撇"来核对，对有斜轴散光者，应进行斜向屈光检测。

要求：转动检影镜，令投射光在瞳孔区斜向掠动，同时观察眼内"影"动性质。

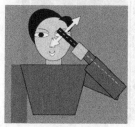

⑤ 捺

要点："撇"核对无误，不必通过"捺"核对；对斜轴散光，则必须用"捺"进行检测。

要求：转动检影镜，令投射光在瞳孔区斜向掠动，同时观察眼内"影"动性质。

（2）应用注意事项　确认投照正确后，才可以通过观察孔进行观察。被检眼的视线不得与投照光处在同一直线上。

① 投射光掠动速度一般为 3 ± 1 次/秒。

② 并根据"影"动性质加入适当的检测镜片。

③ 观察"影"动—加入镜片，如此反复，直至中和。

三、散光眼检影光带的调整

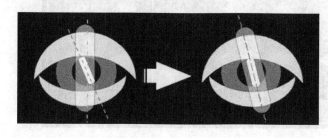

这里说的是使用带状光检影镜见到的光影像，检影中见到投照光带与眼内反射的光带的方向不一致时（左图），说明被测眼存在散光而

且检影镜投照光带与被检测眼的屈光轴位方向不一致，此时被测眼的轴位应在投照光带方向与反射光带之间。遇到这种情况，检测者应调整投照光带的方位，调整的方向应朝向投照光带方向与反射光带所加的锐角方向，尽管此时也可以向投照光带方向与反射光带所加的钝角方向调整，但调向锐角方向更便利、简洁。

四、检影检测实例与矫正镜度核定

1. 检测实例图解

（1）单纯性屈光不正的检影过程

① 单纯性近视眼检影过程。检测单纯性近视眼，未加入检测镜片、未达到中和状态时，所见到的光影总是逆动的。随着镜片的加入，一旦出现光影的顺动，则说明镜度已经过度加入，则需适当减小加入的镜度。当镜度适宜时，光影的移动现象就会消失，此时的光影的亮度最高、颜色也最鲜艳，这也就达到了中和。

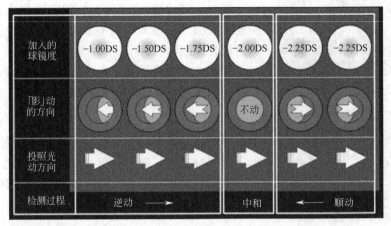

② 单纯性远视眼检影过程。检测单纯性远视眼，除影动方向与近视眼不同之外，操作方法、影动信息与近视眼检测相同。

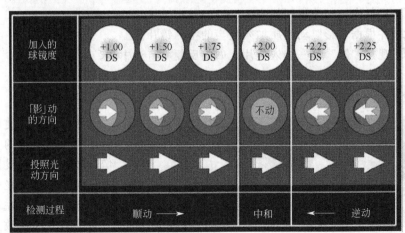

（2）复性屈光不正的检影过程　对于复性近视散光、复性远视散光、混合散光的检影检测，则需要在互相垂直的两条子午线上进行检测。例如下图显示的就是在水平方向（H）和垂直方向（V）检测的情况图式。检影中，通过在水平方向（H）和垂直方向（V）实现两次中和的检测，其屈光矫正度分别为：−2.00D、−1.00D。

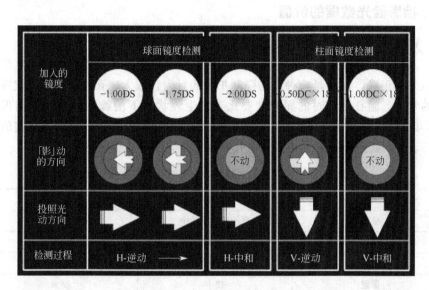

	球面镜度检测			柱面镜度检测	
加入的镜度	−1.00DS	−1.75DS	−2.00DS	−0.50DC×18	−1.00DC×18
「影」动的方向	←	←	不动	↑	不动
投照光动方向	→	→	→	↓	↓
检测过程	H-逆动 →		H-中和	V-逆动	V-中和

其中−2.00D，是在加用球镜片−2.00DS时检测到的水平方向的屈光度，而这个镜度是球镜度，即−2.00DS。而−1.00D，则是在加用球镜片−2.00DS后，垂直方向尚未被中和的屈光矫正镜度，因此这−1.00D则是以180°做轴的散光镜度，即−1.00DC×180°。两次检测的联合屈光矫正镜度为：−2.00DS−1.00DC×180°。

倘若检测的距离是0.5m，联合上补偿屈光矫正镜度，被测眼的屈光矫正镜度为：−4.00DS−1.00DC×180°。倘若检测距离为0.75m，则被测眼的屈光矫正镜度为：−3.50DS−1.00DC×180°。

2. 矫正镜度的核定

检影检测有两个过程，其一是检测过程，其二是核算过程，前面说明的都是检测过程。那么检测完成后该怎样核算被测眼的屈光矫正镜度呢？这可以用一句话说明，即检测镜片的联合屈光度加上检测距离的补偿镜度，这就是被测眼的屈光矫正镜度。

检影检测，在学习练习中一般要求检测距离为1m，其补偿镜度为−1.00D。而实际使用的距离，一般是选择0.75m、0.5m，与其对应的补偿镜度分别为：−1.50D、−2.00D。这也就是说，当被测眼为−1.00D时，检测距离为1m，这只眼在检测中是不需使用检测镜片的；检测距离为0.75m，这只眼在检测中需使用＋0.50D的检测镜片；检测距离为0.5m，这只眼在检测中需使用＋1.00D的检测镜片。

当我们检测距离为0.5m时，检测完毕后核实镜片的镜度为－2.00D，再加上－2.00D的补偿镜度，这只被测眼的屈光矫正镜度就是－4.00D。

五、检影验光数据的价值

1. 常态瞳孔与散大瞳孔的屈光学比较

人们往往存在一种误解，认为散大瞳孔会获取更准确的屈光数据，这样的认识并不正确。散瞳是一种人为强制扩大的行为，散大瞳孔并非是人眼健康生理的常态，瞳孔散大时的屈光度要比正常生理状态下的瞳孔向远视方向偏约1.00D（即100度），因此瞳孔散大时检测的屈光矫正镜度不能用于现实的配镜。表4-2就是常态瞳孔与散大瞳孔在屈光学方面有关信息的比较。

表4-2　正视眼：常态瞳孔与散大瞳孔的屈光学比较

项目	常态瞳孔	散大瞳孔
呈现	显示视觉活动中	麻痹、生命停止时
视远	不用调节	负调节
视近	调节→清晰	无调节可用→模糊
像差	较小	较大
优点	保持正常生理状态	无调节干扰
缺点	易受调节干扰	暂时性视觉失常
检影	相对较难	比较容易
检测的屈光度		偏向远视度约1D
	可用于实际配镜	不能用于实际配镜

2. 检影检测的数据在验光配镜中的意义

检影检测被认为是客观检测，只是针对主观验光而言的，是不凭借被测者的视觉辨识的检测方法，但这种方法毕竟还是由验光师在其主观操作中进行的。因此，检影验光也不是一种纯粹的客观方法，而是一种相对的客观方法。

检影验光取得屈光矫正数据是准确的，但是否适应被测者的主观视觉需要，这是检测过程无法提供的信息，能提供这样信息的只有通过主观屈光检测、行走试戴中予以验证。即便检影是在被测者常瞳条件下进行的，检影检测的屈光矫正数据也不能保证与被测者需求完全一致，也需要通过主观屈光检测、行走试戴来解决现实问题。

综上所述，检影检测的屈光矫正数据，只应作为进行主观屈光检测的参照起点，不宜直接用于配镜。

第三部分　电脑验光仪检测

一、电脑验光仪的价值

电脑验光仪，目前已经成为从事验光配镜工作必备的仪器设备，尽管目前对于电脑验光仪的检测还有一些质疑，但在现实的验光配镜工作中，这种设备所发挥的作用还是不可否认的。应当说，在排除检测者与被检测者双方主观因素影响方面，电脑验光仪使验光达到了目前所能达到的最高程度。就目前所知，电脑验光仪检测中发生的数据误差，大多都是由三个因素所引起的：

① 被检测者的调节没有得到有效控制；

② 检测者在目标对准时出现偏差；

③ 对焦发生些许偏差。

因此，在应用电脑验光仪检测中，一定要精心维护，精心操作，有效控制被测者的调节张力，只有这样才能发挥这一仪器设备的优势。

二、电脑验光仪的检测界面

不同的电脑验光仪，视屏显示的检测界面并不完全相同，下面特将国内常用的类型的界面介绍如下。

电脑验光仪有 D（屈光度）检测模式、D/K（屈光度/曲率）检测模式两种类型。其中，D（屈光度）检测模式的屏幕显示的内容包括镜距、屈光度、瞳距、镜-眼距、编号，D/K（屈光度/曲率）检测模式除具有镜距、屈光度、瞳距、镜-眼距、编号显示功能外，还包括曲率半径的显示。

1. D 测量模式、D/K 测量模式

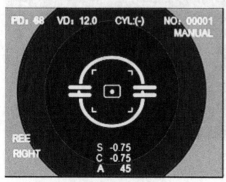
D(屈光度)测量模式

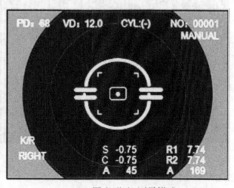
D/K(屈光/曲率)测量模式

2. 不同品牌电脑验光仪的检测界面

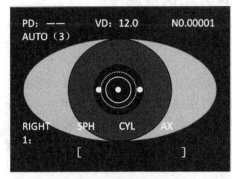

佳能RF-10电脑验光仪

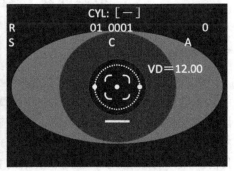

普康RM-8000电脑验光仪

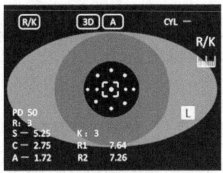

德克RKT-7700电脑验光仪
(屈光度/曲率半径显示模式)

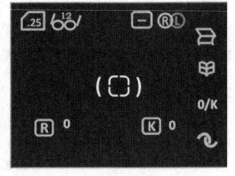

康拓GR-2100电脑验光仪

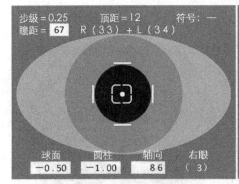

新日本SR-998电脑验光仪

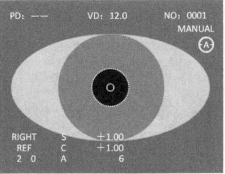

Huvitz MRK3100P 电脑验光仪

三、电脑验光仪的操作控制系统

1. 操作面板的控制键

操作控制面板设置的操作控制键，不同的品牌、型号电脑验光仪会有些不同，但所有的电脑验光仪都会设置的键有：菜单键、打印键、操作模式选择键（即手动/自动转换键）、柱镜形式转换键（可在"＋"、"－"、"±"进行转换）。

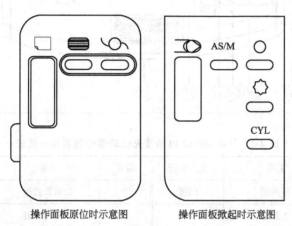

操作面板原位时示意图　　　操作面板掀起时示意图

（1）通用型操作面板图示与图形意义　在此特别说明，散光形式选择一般会选择在"±"形式，设置在这一挡时打印出来的处方格式则属于屈光学的最终处方形式。

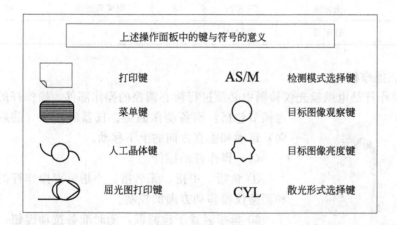

上述操作面板中的键与符号的意义			
	打印键	**AS/M**	检测模式选择键
	菜单键	○	目标图像观察键
	人工晶体键		目标图像亮度键
	屈光图打印键	**CYL**	散光形式选择键

（2）拓展型控制面板　有一些生产厂家设置了比较复杂的操作面板控制系统，下面仅以佳能 RF-10 电脑验光仪为例，介绍这种拓展型操作控制系统。佳能 RF-10 电脑验光仪的控制面板一共设置了 12 个键 1 个辊的控制系统，其具体设置及功能如下图及表 4-3。

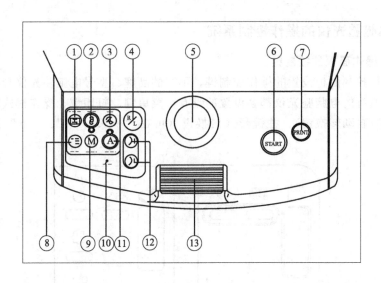

表 4-3　佳能 RF-10 电脑验光仪的操作键名称一览表

编号	名称	英文标记	编号	名称	英文标记
1	显示键	DISP	8	参数设置键	
2	人工晶体键	IOL	9	手动测量键	M
3	检测距离选择键	VD	10	自动测量键	A
4	左/右转换键	R/L	11	下颏托升键	11
5	机头移动球		12	下颏托降键	12
6	测量键	START	13	距离调整辊	13
7	打印键	PRINT			

2. 操作杆

操作杆是电脑验光仪检测中必须进行精心调控的操作部件。操作杆的控制

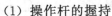

与调节包括：准备动作握持、仪器的水平（前后、横向）运动和垂直方向的上下移动。

（1）操作杆的握持

① 食指、中指、无名指、小指负责操作杆的握持和调整仪器移动方向的控制。

② 拇指轻置于检测键，随时准备按动键钮，以便仪器随时进入测试状态。

（2）水平方向的调控

① 前推操作杆：使检测仪器（习惯上讲使机头）向被测者方向移近。

② 后拉操作杆：使检测仪器向远离被测者方向移动。

③ 操作杆左倾：使检测仪器向被测者右侧方向移动。

④ 操作杆右倾：使检测仪器向被测者左侧方向移动。

（3）垂直方向的调控

① 沿顺时针方向旋转：仪器向上方移动。

② 沿逆时针方向旋转：仪器向下方移动。

（4）关于操作杆调控的必要说明

① 使用操作杆进行方向调整是有限的。

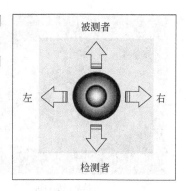

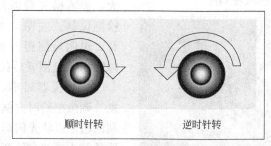

顺时针转　　　　　　逆时针转

② 这种调整必须与工作台高度的调整、下颌托高度的调整、被检测者体位的调整相结合，才能起到事半功倍的作用。

四、电脑验光仪的检测

1. 进入检测的最佳时机

选择进入电脑验光仪屈光检测最佳时机的问题，历来是被忽视的一个问题，这正是导致电脑验光仪检测结果出现偏差的重要原因。选择最佳检测状态，一定要满足以下五个条件：

① 被测者下颌置于下颌托上；

② 被测者额部顶在额托上；

③ 被测者眼与眼高标记同高；

④ 被检测眼注视窗口中的图形的中央；

⑤ 被测者全身处于自然放松的注视状态。

2. 进入检测的关键操作

（1）对准　简言之，就是找到眼，对正眼。

通过仪器的调整，将显示屏中心的对准框对准瞳孔中心。右图则是眼未进入正确测量区域的状态，须将仪器向左侧移动。

（2）对焦　简言之，就是在对准眼的情况下，对好焦。

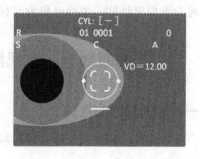

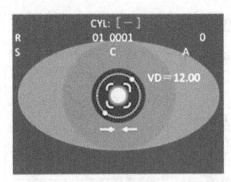

检测距离过远
(需要前推操作杆)

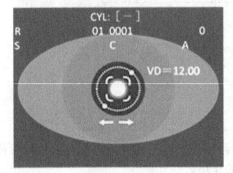

检测距离过近
(需要后拉操作杆)

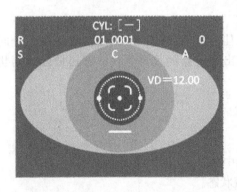

通过操控操作杆，使仪器前后移动，当仪器与被测眼太远时，中央对准框下面会显示两个箭头相对的短横线，当仪器检测距离过近时，则会显示两个箭头相背的短横线，以提示需要将仪器适当后移。下面这两幅图就是已经对准但尚未对好焦点的示意图。其中，左上图：两个白色箭头相对，说明检测距离过大，提醒验光师需向被检测者推进检测仪器；左图：两个白色箭头相背，说明检测距离过近，提醒验光师需向被检测者后拉检测仪器。

（3）仪器对准、对焦正确的信息　调焦准确时方框中心会有一个锐利的白色点状光闪烁，对准方框下方两条箭头横线会转变成一条短横线。

五、电脑验光仪检测结果的打印

1. 已设定为自动打印程序

对焦到瞳孔中心反光点清晰，按动测量键进行测量，测量完毕后，将自动进入打印程序并打印出与设置内容一致的相关数据。

2. 已设定为手动打印程序

测量完毕后，必须按动打印键，才可以进入打印过程，也可打印出与设置内容一致的相关数据。

打印项目设定，不同品牌的电脑验光仪略有不同，具体设置方法请参考相应品牌、型号电脑验光仪的说明书。

第四部分　客观检测在验光配镜中的意义

一、验光配镜的目的

当前戴眼镜的人很多，但对验光配镜的目的有比较清晰了解的人并不多，绝大多数都是看不清了就去验光配镜，配镜后比原先看清楚了，自己感觉目的就达到了。把这样的目标认为是验光配镜的目的则是过于简单化了。

应当说，验光配镜是要提高戴镜人的主观视觉质量，这除了通过屈光矫正提高主观分辨力之外，还要达到舒适戴用效果，而且还要通过戴矫正眼镜力争达到对未来视觉有健康保护的作用。

二、客观验光的意义

1. 客观验光不能代替主观验光

人的视觉毕竟是一种主观的生理机制，不同的生活、工作环境将会导致人与人在主观视觉上的差异。这种差异，只能通过被测者的主观分辨实际体验、验证才可能获得这一个方面的有关信息。

因此，不管哪一种客观验光检测方法，都不应当取代主观验光方法的检测，这是验光配镜要为被测者建立存在差异的主观舒适健康的矫正视觉所决定的。

2. 客观验光在验光配镜中的作用

在验光配镜的现实中，验光师往往会通过被测者过去的验光单、病历，或对当前戴用的眼镜的检测了解被测者的矫正历史。而对被测者当前眼的屈光状态是没有办法通过查阅、检查过去的相关资料来获得的。

（1）客观验光法是验光检测的起点　从屈光学方面来说，只能通过屈光检测来了解。而客观屈光检测方法正是了解这方面信息的切入点。检影验光法和电脑验光仪验光法在检测上虽有差异，但从整个验光过程来看，这两种验光法都属于比较快捷的检测方法，能在较短的时间了解被测眼大致的屈光信息，应当是很有益的方法。

（2）为精细验光提供一个检测的初始数据　客观验光检测到的数据，只是检测的初始数据，这一初始数据对继续下来的验光操作具有以下两种作用。

① 有效缩短了验光检测的时间。这两种检测所需时间都比较短，特别是电脑验光仪的检测，几乎就是在瞬间完成的。这为有效控制被测眼的调节、防止检测中的视觉疲劳提供了时间上的保证。

② 为验光师的进一步检测提供了起点。验光中，反复的比较造成的视觉心理疲劳造成屈光矫正偏差的案例屡见不鲜。而客观检测提供的初始数据，会明显减少验光中对视标的反复比较次数，这也为减少视觉心理疲劳发生的可能性奠定了基础。

综上所述，客观验光提供的初始数据，对提高验光的精确程度具有重要的作用。

3. 两种客观验光方法比较

目前，最常用的客观验光方法就是检影验光和电脑验光仪验光，这两种方法各有其长处也各有其不足。详细情况请参见表 4-4。

表 4-4　检影检测技术与电脑验光技术两种检测方法的比较对照表

性能及要求比较		检影检测技术	电脑验光技术
异同	比较项目		
相同点	屈光矫正镜度	准确度较高	比较准确
	信息对被测者	客观信息	客观信息
不同点	信息对检测者	主观信息	客观信息
	检测速度	相对较慢	快速
	对检测者技能要求	较高	相对较低
	检测偏差控制	检测技巧	无法控制
	检测结果	不宜作配置眼镜的依据	不能作为配置眼镜的依据
	检测误差形成原因	检测操作失当	仪器自身误差、合作程度；被测缺乏固视能力、重复检测；屈光间质透明程度、眼球震颤
检影检测与电脑验光的各自优势		易于主观控制	需要良好的配合。
		可以直视屈光间质状况	适于开展广泛性屈光普查
		设备轻便	更适合于缺少经验的新人职者，掌握操作要领比较容易。
		设备价格低廉	
眼视光学界所认可的对比结论		检影检测是眼科与视光学的一项基本技术；是验光的必要过程；是低年资验光师的基本技能训练项目	是验光技术的一个突破，仍有一些问题需要解决；检测的数据可以作为主观验光的起点。
			存在代替检影检测的可能性。

第五部分　正确认识散瞳验光

一、散瞳验光现状

散瞳验光，就是指应用睫状肌麻痹剂散瞳后进行屈光检测的行为。在我国，睫状肌麻痹剂在验光中的应用是一件极普通的事情，尤其在验光配镜中心更是如此。在实际验光中，当前强调更多的是用的问题，关于怎样应用才更合理这一问题关注的程度还比较低。在此，笔者以睫状肌麻痹剂的药物作用为出发点，仅就这个问题谈谈个人的认识。

二、散瞳药物的应用

1. 常用的睫状肌麻痹剂的作用比较

可以应用于验光中的睫状肌麻痹剂，既有单方药（如阿托品），也有复方药（如美多林）。我们特将这些药物的应用浓度、散瞳作用及调节麻痹作用的时间汇总编制为表 4-5。

表 4-5　阿托品类药物的散瞳和调节麻痹作用时间的对比表

药品	浓度[①] /%	散瞳作用		调节麻痹作用		
		高峰	恢复[②]	高峰	恢复[③]	完全消失
硫酸阿托品	1.0	30～40 分	7～10 日	60～180 分	7～10 日	15 日
后马托品	1.0	40～60 分	1～3 日	30～60 分	1～3 日	24～48h
东莨菪碱	0.5	20～30 分	3～7 日	30～60 分	5～7 日	
乙酰环戊苯	0.5～1.0	30～60 分	1 日	30～60 分	1 日	6～24
托品酰胺	0.5～1.0	20～35 分	0.25 日[④]	30～45 分	0.25	2～6h
新福林	1～4	15～20 分				
美多林[⑤]		15～20 分				

① 药物溶液一滴，一次点眼后的反应。
② 恢复至较原瞳孔大 1mm。
③ 恢复至 2 个屈光度之内的原调节强度。阿托品和东莨菪碱滴眼后三天，后马托品滴眼后 6 小时有可能阅读较小字符的印刷品。
④ 托品酰胺可以维持 2～6h。
⑤ 托品酰胺 0.5%、新福林 0.1%混合液。

最常用的睫状肌麻痹药有三种，即阿托品、后马托品、托品酰胺。这几种药物中，以阿托品的药理作用最为强大、作用时间最为持久。

2. 睫状肌麻痹剂应用须知

从表 4-5 相关数据的比较中，我们至少应当得出以下几个有意义的信息。

（1）调节麻痹作用的高峰比散瞳作用的高峰出现的时间要晚。

① 瞳孔已经散大，不一定就是检影验光的最佳时机。只有调节麻痹作用达到高峰时才是进行检影验光的最佳时机。

② 使用任何睫状肌麻痹剂都应在调节麻痹作用高峰值时进行检测。

（2）检测应在调节麻痹的作用高峰时间内完成。

（3）调节麻痹作用完全消失需时较长。

（4）作用时间越长的药物，对睫状肌的麻痹作用也就越强。

3. 睫状肌麻痹对视光学的影响

（1）消除睫状肌的调节作用　应用睫状肌麻痹剂后，药物作用于睫状肌使之处于麻痹而失去调节张力状态。而睫状肌这种麻痹状态并不是人眼的自然生理状态。人的自然生理状态是在一定生理张力条件下的生命状态。

（2）增大眼的球面像差和球面色散　应用睫状肌麻痹剂后，睫状肌的收缩作用就被消除。虹膜中央的瞳孔就会完全开大，这也就丧失了成像的小孔作用。这样的话，眼的球面像差与色像差就会加大，在视觉上的景深也会变小。

右图就是散大瞳孔与正常瞳孔时成像的对比示意图，散大瞳孔与正常瞳孔成像的质量明显不一样，散大瞳孔条件下被测者对物体形态的分辨力则会明显降低。据美国宇航局有关资料，瞳孔散大时检测出来的屈光矫正镜度会向正镜度方向偏移 0.50～1.25D。

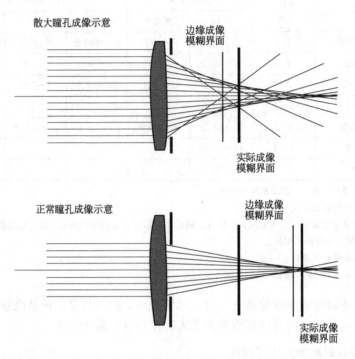

散大瞳孔成像示意

边缘成像模糊界面

实际成像模糊界面

正常瞳孔成像示意

边缘成像模糊界面

实际成像模糊界面

4. 睫状肌麻痹剂的应用与屈光矫正

各国对验光中是否使用睫状肌麻痹剂的要求并不完全一致。到底怎样使用才算合理，国际眼-视光学界的共识有以下几个方面。

① 被测眼调节力较大的应当使用。

② 未经矫正的，有调节干扰可能的屈光不正者应慎用。

③ 非第一次接受屈光矫正者，没有必要使用睫状肌麻痹剂。

5. 徐宝萃先生对散瞳的建议

我国著名眼屈光学家徐宝萃先生对睫状肌麻痹剂使用上特别提出，在以下四种情况应使用。

① 幼儿和智力发育不全，不能用主观法进行镜片测验，而必须用客观检影方法决定其屈光状态者。

② 具有斜视或斜视倾向，特别是具有内斜视的远视或远视散光，无论主观验光法或客观验光法，都必须在充分散瞳麻痹睫状肌的情况下来决定眼镜处方。

③ 年龄在 15 岁以下或 16～30 岁以下，视力或屈光度不稳定，闭目休息

片刻视力即好转或屈光度减弱的，可能有异常调节紧张存在者。

④ 具有明显眼疲劳症状，怀疑有屈光不正或调节异常者，均应散瞳检影。

三、散瞳验光与复验

1. 瞳孔散大时检测数据的意义

正常工作、生活与学习下的自然人是不会使用散大的瞳孔看东西的，而同散大后因产生球面像差、色像差，而使眼的屈光度向正镜度方向偏移 0.50～1.25D，以这样检测出来的数据配出来的眼镜，对近视眼而言就会导致矫正不足，对远视眼而言就会导致矫正过度。对近视眼矫正不足，则是看远不清晰，但看近则会减少使用调节；而对远视眼则会发生诱发调节疲劳甚至调节痉挛。因此，瞳孔散大时检测的镜度只能作为进一步检测的参考，不能作为配镜的依据。

2. 配镜必须复验的数据

就目前散瞳验光的规范操作方法，配镜的数据，一定要在散瞳药物完全从体内排除、人眼恢复到正常生理状态、瞳孔恢复到正常生理状态后再进行检测的数据才能作为现实配镜的依据。

很显然，复验是在没有药物作用下的常态瞳孔下进行的，眼的调节又恢复到使用睫状肌麻痹剂之前的状态，那么"散瞳"对此时检测的作用已经没有实际意义了。在这时进行检测更要注意对调节的有效控制，控制不好仍旧会导致屈光矫正精度的偏差。

第五章

主观插片验光

第一部分　主观验光检测准备

一、试戴眼镜架

进行主观屈光检测离不开试戴眼镜架，了解认识试戴眼镜架的结构是用好试戴眼镜架、提高主观验光质量的重要保证。

试戴眼镜架样式很多，大体上讲可分为固定型和可调型两种。下图是传统型可调试戴眼镜架结构及各部名称的示意图。

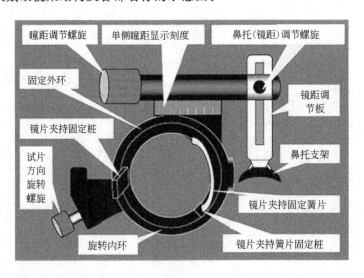

瞳距调节螺旋　　单侧瞳距显示刻度　　鼻托(镜距)调节螺旋

固定外环

镜距调节板

镜片夹持固定桩

鼻托支架

试片方向旋转螺旋

镜片夹持固定簧片

旋转内环

镜片夹持簧片固定桩

1. 传统型可调试戴眼镜架镜身部分

固定型试戴眼镜架的镜圈中心距只有偶数尺寸规格，其规格一般为：

62mm、64mm、66mm、68mm、70mm。因此，使用固定型试戴眼镜架的验光师一定要准备齐不同尺寸的眼镜架，以备主观验光检测的需求。

固定型试戴眼镜架，在结构的固定方面不过是相对于可调型试戴眼镜架而言的，一般说来其轴位还是可调的。而可调型试戴眼镜架其可调节的部分，包括：镜圈中心距（瞳距）、顶点距离（镜眼距）、前倾角、弯点距（镜腿长度）。

2. 传统型可调试戴眼镜架镜腿部分

从实际使用情况看，固定型和可调型试镜架都在使用。比较而言，固定型试镜架稳定性相对较好，但备用的数量相对较多。而可调型试镜架则相对较重，但备用的数量则相对较少。

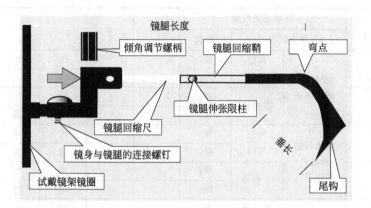

3. 试戴眼镜架镜片插槽

不同类型、厂商的试戴眼镜架上插槽设置的片数是不一样的，设置最少的是单镜片，目前已知设置最多的是 5 片。传统型可调试戴眼镜架设置镜片的位置如下图。各种类型的试戴眼镜架镜片插槽的设置，一般均遵循表 5-1 的规律。

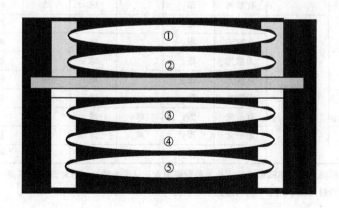

表 5-1　试镜架镜片夹、槽数量

种　类	试镜架后		试镜架前		
	①	②	③	④	⑤
1	✓	✓	✓	✓	✓
2		✓	✓	✓	✓
3		✓	✓	✓	
4			✓	✓	✓
5			✓	✓	

　　在主观插片验光中，根据检测项目的先后顺序，验光师在实践中一般均按照表 5-2 的规律进行检测镜片的插入。

表 5-2　验光中各种测试镜片插入的位置一览表

试戴镜架使用例示	眼屈光的种类		1	2	3	4	5
	屈光状况	眼别					
1	单纯性屈光不正	两眼相同 眼₁			球		
		两眼相同 眼₂			球		
2		有差异 眼₁			球		
		有差异 眼₂			球	球	
3	有隐斜的单纯性屈光不正	两眼相同 眼₁			球	棱	
		两眼相同 眼₂			球	棱	
4		有差异 眼₁			球	棱	
		有差异 眼₂			球	球	棱
5	单侧复性屈光不正	无散光 眼₁			球		
		有散光 眼₂			球	柱	
6		无散光 眼₁			球	球	
		有散光 眼₂			球	柱	
7		无散光 眼₁			球	球	
		有散光 眼₂			球	球	柱
8		无散光 眼₁		球	球		
		有散光 眼₂		球	球	柱	柱
9	有隐斜的单侧复性屈光不正	无散光 眼₁			球	棱	
		有散光 眼₂			球	柱	棱
10		无散光 眼₁			球	棱	
		有散光 眼₂			球	柱	棱
11		无散光 眼₁			球	柱	棱
		有散光 眼₂	球	球	棱		
12		无散光 眼₁	球	球	柱	棱	
		有散光 眼₂		球	柱	棱	

　　注：在实际验光中，单眼散光的无散光眼前应加入一只平光镜片（与对侧球镜位置一致），以保持两眼在检测中的屈光处于光学平衡状态。

在现实验光中，以第1、第2两种试镜架的使用最为便利，也是实际屈光检测过程中最常用的两种。而第五种试镜架只适用于单纯性和某些复性屈光不正的行走试戴。很显然，在使用较少试镜片数验光箱的情况下，对比较复杂的屈光不正的检测，第4、第5两种试镜架就会感到不太方便。

二、主观插片验光的参考起点

主观验光应当从怎样的镜度开始检测呢？就目前而言，验光师一般会采取两种方法来确定。

1. 矫正镜度估算法

矫正镜度估算法，就是在验光前，通过一般方法，取得约略屈光矫正值的办法。通常使用的方法有以下两种。

（1）裸眼视力估算法 即通过检测被测者裸眼视力，根据裸眼视力检测结果对照表5-3求得对被测者验光的屈光矫正镜度起点。

表 5-3　裸眼视力与所需屈光矫正度

裸眼视力	矫正到1.0的屈光矫正镜度	
	近视眼（DS）	远视眼（DS）
0.1	−3.25	＋2.50
0.15	−2.50	＋2.00
0.2	−2.00	＋1.50
0.3	−1.50	＋1.25
0.4	−1.00	＋1.00
0.5	−1.25	＋0.75
0.6	−1.00	＋0.50
0.7	−0.75	
0.8	−0.50	
0.9	−0.25	

不同的人可能会有一定差异。但是，根据上表数据选用屈光矫正镜度，可使验光检测更为快捷。这些数据还可作为确定屈光矫正镜度的核对参照。倘若裸眼视力与屈光度对应有差异则有两种可能：验光出现偏差；裸眼视力检测时被测者采用了较低的分辨力。

（2）原戴眼镜检测估算法 使用焦度仪对原戴眼镜进行检测，将检测结果确认为主观验光检测的参考起点。

以上两种方法，是当前验光师在实际验光工作中确定验光参照起点的基本方法。

2. 客观验光检测法

即时的客观验光检测结果，是主观验光的参照起点。

但是，在这里必须说明一点，在瞳孔散大的情况下，用电脑验光仪检测的数据是不宜作为主观验光起点的。这是因为，在瞳孔散大情况下眼的状态不属于正常人的生理状态，此时睫状肌处于一种麻痹状态，而检测的屈光矫正镜度会向正镜度方向明显偏移。

3. 方法的选择

主观验光在一个既定的起点下进行，这对减少因长时间验光发生视觉疲劳导致的偏差是有着积极意义的。

具体到每一个验光师来说，总的讲，使用自己最熟悉的方法进行检测所获得的检测结果可信度最高。那么，到底应当选用哪一种方法呢？表5-4提供了前述各种方法的注意事项和选择应用条件。

表 5-4　主观验光起点的方法选择

序号	验光起点方法的选择		应用注意事项	选择应用及条件
1	客观屈光检测	即时检影检测的屈光矫正数据	加入检测补偿镜度(1/xm)①	应列为首选法,在低亮度室内
2		即时电脑验光的屈光矫正数据	对焦一定要准确②	可以在一般亮度室内进行
3	戴用眼镜	当前戴用眼镜的屈光镜度	检测戴用原眼镜的矫正视力状况	无客观检测条件,有戴镜经历
4		最近一次配镜的屈光矫正数据③		无客观检测条件;有戴镜经历,眼镜片已破碎
5	估算法	根据裸眼视力检测结果查表确认	辨识分辨力一定要达到精确级别	无客观检测条件;无戴用矫正眼镜史

① 从检测便利的角度看，以使用 0.5m（或 0.67m）的检测距离为佳，其屈光补偿镜度应为＋2.00DS（或＋1.50DS）。

② 对焦不准确之时，电脑验光仪的视屏上一般都会有提示。如，→←表示距离过远，应将仪器适当前推；←→表示距离过近，应将仪器适当后拉；——表示检测距离正确，可以按动检测键予以检测。

③ 可从被测者提供的处方中得到（当前，验光单上的屈光数据只代表配镜数据）。

在选择获取主观验光数据起点上，并没有一成不变的僵化规定。每个验光师要根据自己的条件，选择自己最熟悉的、最熟练方法，通过规范的检测来获取这一主观屈光检测的起点。

第二部分　球面矫正镜度的检测

一、雾视

常规屈光检测中首先要对被测者进行双眼雾视。

1. 雾视的实施

（1）应用范围　调节张力过大者。

（2）适应征

① 疑似调节痉挛者；

② 所有的远视眼；

③ 所有的正视眼；

④ 低于－3.00D 的近视眼。

（3）雾视生理　传统经典雾视标准：使用＋3.00DS 的雾视量，视力为 0.1。应用＋3D 的雾视量，被测者的眼睛处于－3.00D 的人工近视状态。令持续戴用 15～20 分钟，即可起到放松调节的作用。

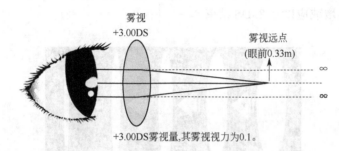

雾视
+3.00DS

雾视远点
(眼前0.33m)

∞

∞

+3.00DS雾视量,其雾视视力为0.1。

（4）双眼雾视的目的　放松调节，最大限度控制检测误差。

2. 关于雾视相关问题

对所有的被测者一律进行雾视检测的做法也是不妥当的。在常规阅读距离（0.33 米）不存在使用调节力可能的情况，就没必要进行雾视。对于实施雾视一定要注意以下两个方面的问题：

（1）没必要进行戴镜雾视的情况

① 对裸眼视力达不到 0.1 的被测者，其自然状态就处在雾视中；

② 对高于－3.00DS 的近视眼被测者进行的雾视；

③ 对完全丧失调节力者进行的雾视；

④ 对尚处于睫状肌麻痹剂有效作用时间内的眼进行雾视。

（2）雾视条件对放松调节的作用　雾视对调节的放松作用，只是暂时的、相对的。因为雾视放松的调节力，在验光过程前和验光过程中还有被重新激发、启动的可能。要想在验光中有效控制调节干扰作用，就应当注意：

① 不管是否戴用雾视镜，只要在雾视状态下，被测者就应当不注视 0.33 米以内距离的目标。

② 在主观验光中，对被测者每一次辨识视标的时间，验光师应始终控制在 3 秒以内。

③ 雾视作用是暂时的，不能保证验光中调节不再被唤醒。

二、初步球面矫正镜度测定

初步球面矫正镜度测定，是在雾视条件下通过逐渐去雾的方式进行的，基本操作方法如下。

1. 操作过程

具体的操作就是从+3.00DS雾视条件下，逐渐减少正镜度（或逐渐加大负镜度），直至获得最佳矫正视力。

2. 增减镜度幅度

镜度增减的幅度一般应采取先大后小的方式进行（如下图所示），但最后一次精度的增减应以0.25DS结束。

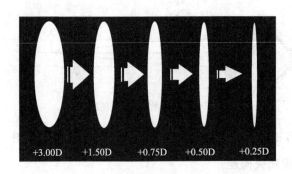

3. 矫正视力指标

理想的矫正视力，一般是以矫正到1.0为准。但在实际检测中，往往会因被测眼存在散光、影响视觉功能的眼病无法达到1.0的矫正视力，对这样的被测者则应以达到被测者的最佳视力为目标。

4. 矫正镜度判定

① 当矫正视力达到1.0（或1.2），再加0.25DS镜度视力下降。未加入最后那只镜片的镜度，就是应该确定的被测眼的矫正镜度。

② 当矫正视力达到某一视力值之后，再加入镜度视力不再增加。最先达到最佳视力时的镜度，就是应该确定的被测眼的矫正镜度。

注意：一般而言，检测中减少的镜度值应是雾视镜度。调节张力过大者，减少的镜度会略大些（但不会高于1.50D）。

三、第一次红绿试验

1. 红绿试验的原理

一般来说，红绿试验检测要进行两次，两次检测的异同点如表5-5。

表 5-5　第一次红绿试验和第二次红绿试验的异同点

比较项目		第一次红绿试验	第二次红绿试验
相同点	检测目的	精确球面镜度	
	视标图	红绿双色视标	
	检测方法	对比红、绿背景下的视标清晰模糊程度	
	检测要求	红、绿背景下的视标模糊程度一致或绿背景下的视标略清晰	
检测条件	屈光条件	精确球面镜度	精确球、柱面镜度
	视力条件	0.8	
镜度调整		只调整球镜度 调整幅度±0.25DS	调整球、柱镜度
			增、减球镜幅度 0.25DS 同时减、增柱镜度 0.50DC
屈光矫正数据		球镜度初步确定	球、柱镜达到均衡
		球、柱镜度可能不均衡	

　　应用红绿试验对球面矫正镜度进行精确核定，就是利用波长不同的颜色光的焦点前后位置差异这一原理检测的。人眼正常的分辨力是以黄色光为基准，绿色光比黄色光的波长要短，因此绿色光的焦点位置要略近些，红色光比黄色光的波长要长，因此红色光的焦点位置会比黄色光远一些。当看到红绿两种背景颜色上视标的清晰程度一致时，就说明黄色光的聚焦点恰好位于视网膜上。

　　主观屈光检测中应用红绿试验两次，一次是初步球面屈光不正的检测中，另一次是在精确圆柱面镜度后，这两次红绿试验分别称为第一次红绿试验和第二次红绿试验。应用红绿试验的目的都是精确球镜度，但两次红绿试验检测条件不同，因此在操作上也略有差异。

2. 第一次红绿试验检测

（1）目的　精确调整、确定球面镜度。

（2）使用的辅助工具

1）检测辅助镜片（即滤光片）

① 红色滤光（620 纳米）辅助镜片；

② 绿色滤光（535 纳米）辅助镜片。

2）视标设置方案

① 专用红绿视标图；

② 普通视标图＋红绿颜色光覆盖；

③ 应用滤光辅助镜片。

　　视标设置说明：方案①、②均为使用投影视力表的设置方案；方案③为使用灯箱视力表，进行插片验光时所使用的设置方案。

（3）基本检测方法

1）清晰度比较　请被测者比较通过红、绿色滤光片视标的清晰程度。

2）球面镜度调整

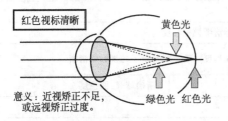

红色视标清晰

意义：近视矫正不足，
或远视矫正过度。

黄色光

绿色光　红色光

① 红色背景下的视标更为清晰：加＋0.25DS（或减－0.25DS）。

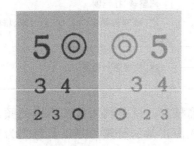

左面这幅图，就是被测者看到的红色背景视标比绿色背景视标清晰的实际图像。

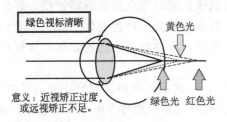

绿色视标清晰

意义：近视矫正过度，
或远视矫正不足。

黄色光

绿色光　红色光

② 绿色条件下的视标更为清晰：加－0.25DS（或减＋0.25DS）

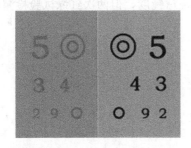

左面这幅图，就是被测者看到的绿色背景视标比红色背景视标清晰的实际图像。

3）红绿试验的目标

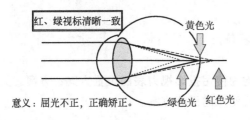

红、绿视标清晰一致

意义：屈光不正，正确矫正。

黄色光

绿色光　红色光

① 两种颜色背景视标的清晰度一致。

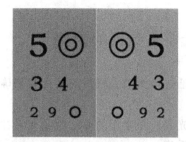

左面这幅图，就是被测者看到的绿色背景视标比红色背景视标清晰的实际图像。

② 或绿背景下的视标略清晰。这是因为绿色波长比红色波长更接近于黄色的波长。

（4）球面镜度初步检测结果的鉴别与处置（表5-5）

3. 球面镜度检测与柱面镜度检测的关系

球面镜度检测过程是圆柱面镜度检测的基础。而球面镜度检测只有精确到一定的程度，才可以进入圆柱面镜的轴位方向的检测，而精确的轴位方向又是精确检测圆柱面镜度的必备条件。球面镜度初步检测结果的鉴别与处置见表5-6。

表5-6　球面镜度初步检测结果的鉴别与处置

最佳矫正视力	可能性分析		鉴别检测		处　置
	屈光不正类型	注意问题	检测工具	判定	
1.2	单纯性屈光不正	有散光，轻≤0.50DC	散光表	线条清晰度一致	
	复性屈光不正			线条清晰度有差异	进行散光轴、度检测
1.0	复性屈光不正	有散光，较轻0.50～0.75DC	散光表	线条清晰度有差异	进行散光轴、度检测
			裂隙片		
			视标	可能对不同方向的视标分辨存在差异	
<1.0	复性屈光不正	有散光，较轻>0.75DC	散光表	线条清晰度明显差异	进行散光轴、度检测，散光度较高者，可通过行走试戴调整精度，确定适当降度的过渡方案
			裂隙片		
			视标	可能对不同方向视标分辨存在差异	
	弱视	矫正作用不敏感	对比视力表		建议:积极矫治弱视
			集簇视力表	低于常规视力表	
	屈光系统混浊	白内障	对比视力表		建议:就医;轻度、拒绝就医者:说明情况,予以配镜
			低亮度视力表	视力略有提高	
	视神经病变	黄斑病变	眼底镜	眼底有相应改变	建议:接受专业治疗

第三部分　柱面矫正屈光矫正数据的检测

　　红绿试验后，就要进入对散光的检测，通过检测散光轴位与散光度来确认柱面透镜矫正镜度。

　　检测柱面矫正镜度最常用的视标就是散光表，最常用的办法就是交叉柱镜检测法。检测柱面矫正镜度的顺序是：先轴后度。

　　散光表的种类多种多样，以钟点的形式显示最为多见；还有以角度方向作为显示轴位数据的。这种方法最大的优势就是可以直接读取轴位所在的方向。

一、散光表检测要点

1. 检测目的
① 鉴别是否存在散光。
② 确定散光矫正轴的大致方向。

2. 检测条件
被测者具备下列基本条件，可以分辨散光表的清晰程度的。
① 一般情况下以视力 0.8 为准。
② 散光度较高时，可以尝试进行检测，但检测效果相对较差。

3. 检测方法
请被测者分辨出最清晰子午线所在的方向。

4. 确定矫正轴的大致方向
　　（1）鉴别散光　各子午线清晰度一致，无散光。清晰度不一致，有散光。最清晰与最模糊子午线方向呈 90°为正交散光；夹角＜90°即为斜轴散光；同一子午线清晰度不一致，则有不规则散光的可能。

　　（2）计算散光轴的方位　确定清晰子午线所在的钟点数，以较小钟点数×30 就是被测眼散光矫正轴所在的轴位方向。

二、交叉圆柱镜检测原理

　　交叉柱镜的球柱面透镜处方形式为：aDS－2aDC×b，这样的交叉柱镜就被叫作±a 交叉柱镜，在进行散光矫正镜度检测时使用的是±0.25D 交叉柱镜。交叉柱镜以白色、红色两种颜色的点分别标记正、负柱镜性质的轴位。当通过镜柄翻转交叉柱镜时，其正、负轴位正好互换。

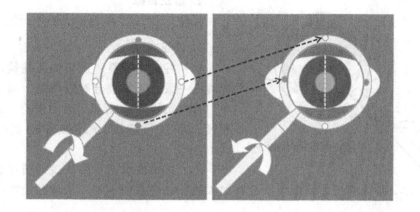

三、散光轴位的精确检测

1. 初步定轴

应用散光表可以初步确定大致的散光轴的方向（预设柱面镜轴向）。

2. 圆柱面矫正轴的精确调整

使用交叉柱镜"骑跨-反转"比较法，精确修正圆柱面矫正镜轴的方向。

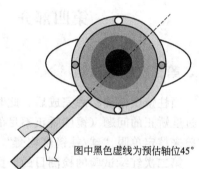

图中黑色虚线为预估轴位45°

（1）交叉柱镜的放置　将交叉柱镜的正、负轴"骑跨"在预设轴向上，即交叉柱镜的反转轴与预设轴向一致。

（2）修正目标　反转交叉柱镜，视标的清晰度一致。

（3）修正方法　反转交叉柱镜，清晰度不一致，将交叉柱镜置于清晰面，将其反转轴相同符号侧方向旋转调整。反转—调整—再反转—再调整…，直至反转交叉柱镜时，视标清晰度一致。

（4）确定柱镜轴位　视标清晰一致时，交叉柱镜反转轴的方向就是圆柱面矫正镜轴位所在的方向。

说明：使用综合验光仪时应注意，因为综合验光仪只有负柱镜形式，所以轴位的修正方向永远朝向交叉柱镜的负轴方向。

四、散光镜度精确检测

使用交叉柱镜"叠轴-反转"比较法，可以精确确定圆柱面矫正镜度。

1. 交叉柱镜的放置

使交叉柱镜（JCC：±0.25DC）的正轴或负轴与预设轴向一致。

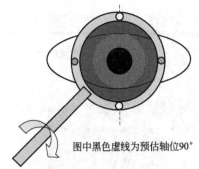

图中黑色虚线为预估轴位90°

2. 修正目标

反转交叉柱镜，视标的清晰度一致。

3. 修正方法

（1）柱镜度调整　反转交叉柱镜，清晰度不一致，同轴重合时较清楚，减正镜度（或加负镜度）；异轴重合时清楚，加正镜度（或减负镜度）。增减柱镜度幅度为 0.50DC。

（2）球镜度修正　将减少的圆柱镜度的一半，加入到球面镜度中（或将加入的圆柱镜度的一半，从球面镜度中减去）。

（3）重复上述操作，直至反转交叉柱镜，视标的清晰度一致时止。

第四部分　第二次红绿试验

一、第二次红绿试验

当柱镜度精确检测完成后，此时的屈光矫正镜度有可能还会残存轻度球镜度过度矫正的问题（镜度矫正不足的情况则较少），这就需要通过第二次红绿试验来核定单眼"球/柱镜度均衡"状况。

第二次红绿试验的检测目的、操作。与第一次红绿试验相同，唯一不同的是镜度值调整的方式，调整的方法如下。

（1）"减球加柱"/"加球减柱"　当球镜度增加（或减少）0.25DS，柱面镜度应减少（或增加）0.50DC。

（2）红绿试验判定的调整　对于调整镜度 0.25DS 无法达到两种背景清晰一样者，可采用下列方法，选择检测重点：

① 青年人：选择第一次绿背景清晰时所使用的屈光矫正镜度；

② 老视眼被测者：选择最后一次红背景清晰时所使用的屈光矫正镜度。

二、附录　徐宝萃先柱后球屈光检测法

屈光学工作者、验光师在验配镜实践中，积累了大量的经验，如上升云雾测试法、下降云雾测试法、六步检测法、五轮验光法，这些方法都是非常有效的实用方法。而徐宝萃建议使用的先检测柱镜度再检测球面镜度的先柱后球检测法，是一种可以减少球镜过度矫正，缩短验光用时，在一定程度上有效控制调节，提高验光监测数据精度的有效方法。关于这种方法的详细资料请参见徐宝萃、徐国旭编著的《眼屈光学》。

① 这种检测程序对轻度屈光不正，简化程序防止过度矫正的效果更为明显。

② 徐宝萃先生认为，只要裸眼视力达到（或超过）0.4～0.5（当前认为，裸眼视力达到0.6～0.8，使用散光表的效果更为良好些），就可以使用这种方法进行屈光检测。

③ 对裸眼不能分辨散光表线条的中、高度复性屈光不正者，徐宝萃先生建议，可以先加入适当球面镜度的测试镜片进行部分屈光矫正，作为使之达到分清线条虚实的预置球面镜度。再进入这一检测程序。

建议广大验光师在实践工作中，尝试应用"先柱后球检测法"。

第六章

双眼视功能检测

第一部分　双眼视功能的时机

一、双眼视觉功能与屈光矫正的关系

1. 单眼视觉功能与屈光矫正的关系

单眼视觉功能包括：光觉、形觉、色觉、明暗视觉、运动视觉。人虽然不具备偏振视觉，但可以将偏振光试验作为辅助手段，对双眼视功能进行检测。单眼视觉功能与屈光检测、矫正的关系如表 6-1 所示。

表 6-1　单眼视觉功能与屈光检测、矫正的关系

视觉功能	屈光矫正效能	检测与矫正	
		方法	检测意义
光觉	不能改变无光觉现状		
	使有光觉者,在一定程度上得到改善	检查	选用适宜助视镜
形觉	明显提高对物体形态的辨别能力	明视力检查	确认裸眼(矫正)视力
		对比视力检查	鉴别弱视、屈光系状态
		屈光检查	矫正屈光不正
色觉	不能改变眼对颜色的固有辨别力	红绿试验	精确球面镜度
	改善形觉→可提高对色块的识别力	屈光检查	矫正屈光不正
明暗视觉		明暗适应检查	
运动视觉	通过形觉功能的提高,可以得到一定的改善	行走试戴	考察对矫正度的适应状况
偏振视觉		偏振试验	作为双眼视功能检测的一种辅助

双眼视功能检测不能根本改变单眼视觉功能，但双眼视觉功能的完善可以起到加强单眼视觉功能的作用和视觉的舒适度。

2. 双眼视觉功能与屈光检测的关系

双眼视觉功能与屈光检测、矫正的关系如表6-2所示。

表6-2　双眼的视觉功能与屈光检测、矫正的关系

功能	屈光矫正效能	检测与矫正	
		方法	检测意义
同视功能	(1)通过应用三棱镜可以矫正、改善由隐斜视造成的双眼同视的不良状况，有效提高这类戴镜者的视觉舒适程度。 (2)通过对镜片形式进行设计，也可以在一定程度上改善双眼视像不等的状况	偏振红绿试验	定量分析双眼屈光平衡状况
		偏振平衡试验	
		十字偏振试验	定量检测隐斜视
		钟面盘试验	定量检测旋转隐斜视
		马氏杆试验	定量检测隐斜视
		方框对合试验	定性检测隐斜视，定量检测双眼视像不等状况
融合功能	(1)隐斜视矫正后，融合功能均可得到改善。 (2)确定以主视眼为主的矫正方案	沃茨四点试验	定性检测双眼的融合状态
		双环-十字试验	定性、定量检测双眼的融合状态
		视觉竞争检测	鉴别、确认主视眼
		辉度效应检测	检测、确认双眼融合知觉效应
立体视功能	屈光矫正不能改变固有的生理的立体视觉能力。但是，单眼视觉功能、双眼同视、融合功能后，立体视觉功能质量肯定可以得到改善	两单元-立体视图	检测屈光矫正后的立体视觉功能状况
		四单元-立体视图	
		随机点立体检查图	考察分析裸眼、戴镜后的立体视觉功能状况

3. 辅助视觉的生理功能

为了高质量实现视觉的分辨功能，还需要有其他一些眼的生理功能予以辅助，这些辅助最常用的生理功能主要有眼的调节功能、眼的集合功能和眼的运动功能。其中调节功能和集合功能解决的是视觉距离变化时的视觉。而眼的运动功能除协助完成调节、集合功能之外，还要解决在空间视野的目标定位问题。

二、双眼视觉功能检测条件与时机

1. 双眼视觉的检测条件

（1）检测过程　左眼第二次红绿试验已经检测完成。

（2）屈光矫正状态　右眼与左眼的矫正视力均≥0.8。

（3）感知觉状况　感知觉处于比较良好的状态。

2. 无需进入屈光平衡的情况

① 任意单只眼的矫正视力<0.8；

② 交替视力；

③ 弱视、低视力等形觉视功能低下者；

④ 屈光参差程度>2.00D。

3. 有必要延期进入屈光平衡的情况

① 情绪极不稳定、注意力不集中。

② 因检测时间过长，视觉对比辨别力处于迟钝状态。

③ 对情绪极不稳定、注意力不集中的被测者为≤16岁的青少年，应建议散瞳验光。

第二部分　双眼屈光平衡

在实施屈光平衡时，肯定需要对被测者进行两项处置，即双眼视像分离和双眼低度雾视。那么，是先进行视像分离呢？还是应当先进行雾视呢？验光师对于这个问题是很伤脑筋的，这是因为这个问题众说纷纭、无处可查，而又是一个有必要解决的问题。屈光平衡中两项必要操作的比较常见表6-3。

表6-3　屈光平衡中两项必要操作的比较

项目检测操作			检测缺失可能发生	
项目	被测者所见	目的	不良作用	对镜度的影响
视像分离	移位复视像	利于视像比较（尤其后者效果更佳）	不能比较	未知
	同位复视像			
低度雾视	视像模糊	消除调节作用	调节干扰	近视：易出现过矫
		更易于视像的比较	不能比较	远视：易出现欠矫

1. 说明

从表6-3中可以知道以下两个结论。

① 视像分离的缺失，屈光平衡的调整将不能进行，对屈光矫正镜度发生的影响也就无从谈起。

② 低度雾视的缺失，屈光平衡仍能进行，但调节干扰的可能性将会加大，对屈光矫正镜度的影响，也就会相对较大。

2. 建议

当前，眼视光学界认为，轻度模糊的视觉状态中是实现双眼屈光平衡的最佳条件。结合上述结论，建议各位同仁：在屈光平衡调整操作中应以下列模式为准：

① 先进行低度雾视：

a. 控制调节，减少调节干扰发生的可能性；

b. 为提高清晰程度的分辨程度，更有效地实现屈光平衡。

c. 对疑有调节干扰者，应适当延长雾视的时间。这可以起到控制、抑制调节干扰的作用。

② 后进行双眼视像分离：这项操作可在屈光平衡实施之时，即时进行。实施后即刻进入镜度调整的平衡，应当是更有利于进行视像比较的一种视觉状态。

一、低度雾视

1. 原理

低度凸透镜（＋0.75DS）：使入眼平行光在视网膜前（0.23mm）聚焦，以避免因过分清晰的视像诱发调节而导致镜度检测偏差。

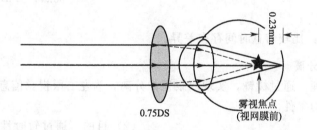

0.23mm

0.75DS

雾视焦点
（视网膜前）

2. 目的

提供在有效控制调节干扰的条件下的比较良好的视觉分辨生理基础。低度雾视控制调节的作用是极为有限的。

3. 雾视量控制

＋0.75DS是双眼平衡经典雾视量。但是，验光师在验光中对矫正屈光镜度有"毒"与"软"之分，这就要求验光师根据自己的验光习惯控制调整雾视量。

① 习惯近视偏高矫正的验光师，可使用＋1.00DS的雾视量。

② 习惯近视偏低矫正的验光师，可使用＋0.50DS的雾视量。

③ 对于个别配镜者要求降度（－0.50DS）矫正的近视眼被测者，不适宜再进行重复雾视，可以尝试在视像分离条件下直接进入屈光平衡的镜度调整。

二、双眼视像分离

1. 遮挡分离

（1）原理 通过双眼交替遮挡，实现单眼轮换注视，为左右眼视觉信息的比较提供在时间上的可能性。

（2）目的 建立暂时性的双眼视像比较的客观（时间先后）条件。

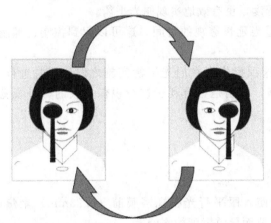

（3）操作注意

① 讲清、说明：向被测者讲明检测目的和操作要点。

② 轮换遮盖频率与节奏：

a. 一般以 0.45～0.75 秒/次作为轮替时长比较合理。

b. 轮换周期间应稍作停顿（时间为 0.5～1 秒）。

c. 单眼辨识时间＞1.0 秒者，说明调节功能滞后。

（4）优缺点

① 优点：方法简单，操作便捷。

② 缺点：比较信息时间存在差异。

2. 棱镜分离

（1）原理 通过棱镜，实现双眼视像分离，为左右眼视觉信息的比较提供同一时间上的条件。

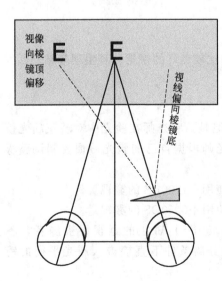

视像向棱镜顶偏移

视线偏向棱镜底

（2）目的 通过暂时性双眼视像分离改变视野在视网膜的投影位置，建立暂时性的同一时间双眼视像分离的客观条件。

（3）视像分离形式

① 单眼分离 单眼水平分离：基底向外，或基底向内；单眼垂直分离：基底向上，或基底向下。

② 双眼分离 双眼水平分离：两眼均向外，或两眼均向内；双眼斜向分离，综合验光仪的常规设置：右眼 6△BU；左眼 10△BI。

最经常使用的形式是单眼水平分离，即在右眼前放置一只 BO（即基底向外的三棱镜）后，视线走向与像的移位规律如下。

① 右眼视线（即视野）向右侧移位。

② 视网膜对右眼视野的视像则向左侧移位。

（4）操作注意

① 讲清、说明操作要领。

② 分清左、右眼所见视像的位置。

（5）优缺点

① 优点：方法简单，操作便捷。

② 缺点：破坏了正常双眼视觉赖以存在的双眼同视的生理基础。

3. 偏振分离

（1）原理　利用偏振光效应实现在同一时间、同一视野条件下的双眼视像分离。

（2）目的　为双眼视像的比较提供同一时间、同一视野的最理想条件。

（3）偏振镜设置　在两眼设置正交偏振镜，习惯上左眼偏振镜轴位为135°，右眼为45°。两眼只能分别看到视图的特定部分（如下图）。

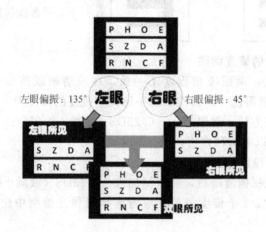

（4）操作注意

① 讲清、说明操作要领。

② 分清左、右眼所见视像的位置。

（5）优缺点

① 优点：检测情景与视觉生理状态最为接近。

② 缺点：在传统插片验光法中很难得到实现。当前，这种双眼视像分离是最理想的，也是最接近视觉生理状态的。但是，这种设置只能通过联合使用综合验光仪和视力表投影仪的基础上才能实现。

三、双眼平衡

1. 屈光平衡的目标

落在双眼视网膜的光刺激量相同。而支持这一目标的检测条件就是：视标略模糊状态。两眼模糊（或清晰）度一致则是屈光平衡的终点。

2. 两眼视像模糊程度与平衡的关系

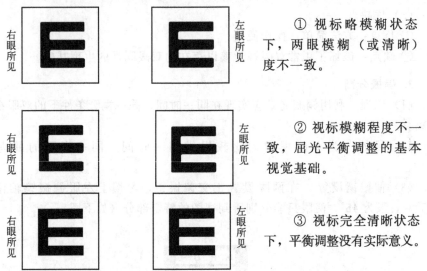

① 视标略模糊状态下，两眼模糊（或清晰）度不一致。

② 视标模糊程度不一致，屈光平衡调整的基本视觉基础。

③ 视标完全清晰状态下，平衡调整没有实际意义。

3. 视像平衡的镜度调整

① 调整方法：两眼模糊程度不一致，在较清晰眼前加－0.25DS（或减＋0.25DS）。这里需说明，最佳屈光平衡调整镜度的幅度为1个镜度级差；

② 镜度调整方法：单眼加入－0.25DS（或减＋0.25DS）镜度后对侧眼视像清晰，可尝试以下两种方法：

a. 将加入的镜度减去；

b. 在对侧眼视像清晰后，在对侧加入－0.25DS（或减＋0.25DS）。

③ 调整镜度≥2个镜度级差：应考虑单眼屈光检测中出现了偏差，应重新检测核对。

第三部分　知　觉　平　衡

一、最佳屈光矫正镜度

这一步大多是划归在屈光平衡中。但从严格意义上说，这一步不属于屈光平衡，因为在前一步"清晰眼前加－0.25DS"的操作才是"屈光平衡"，而这一步则是在"平衡"的基础上达到双眼的最佳矫正镜度。更确切地讲，这一步是在递加负镜度（递减正镜度）中使被测者获取最佳屈光镜度。

1. 趋向双眼最佳屈光矫正镜度操作

在屈光平衡状态下，以 $-0.25DS$ 作为递增量，逐渐去除双眼的雾视状态。

2. 去雾的镜度量

达到最佳双眼视力的去雾镜度量，应≤最初的低度雾视量（即≤0.75DS）。

当达到最佳屈光矫正镜度时，其单眼的最佳矫正视力应在 0.8~1.2，双眼的最佳矫正视力应在 1.0~1.5 之间，具体矫正情况则视被测者具体的分辨能力而定。

二、知觉平衡

1. 知觉平衡的必要性

目前使用的镜片类型都是"内散"形式（即把镜片的散光成分做在镜片内侧面），而在检测中，试戴镜架放置镜片的顺序则与实际的这种"内散"矫正镜片镜型相反，呈"外散"序列状态。

而被测者对最佳屈光矫正镜度是否适应，仅凭检测后验光的"外散"序列状况是不太容易感受到的。因此，尽管已经检测到最佳屈光矫正镜度，但就矫正视觉属于主观直觉而言，同样需要在验光中得到检验。检测中的环境与现实生活存在差异，这也需要被测者回归到模拟环境进行戴用体验，才能了解最佳屈光矫正镜度在现实生活工作中的价值。

这就要求验光师屈光检测完成后，一定要把验光时的镜片顺序前后位置对调。只有这样，才能在行走试戴时考察到配好的眼镜的实际戴用效果。

2. 知觉平衡的考察条件

（1）被测者尽可能在模拟自己生活环境中体验对矫正镜度的适应状况。

（2）行走试戴中考查知觉平衡的镜片放置规律

① 一眼无矫正镜度，这只眼前加平光镜片。

② 一眼无散光，这只眼前加平光镜片。

③ 三棱镜，一律作为最后面的镜片。

④ 两眼的第一片测试镜片，一定要放置在试镜架相对应的镜片槽内。

（3）试戴眼镜架上试戴行走时镜片的放置顺序（下方是远眼端）

① 双眼均含有球镜、柱面镜和三棱镜。

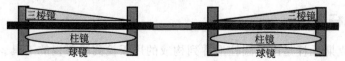

② 双眼均为球镜、柱面镜。

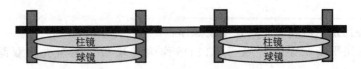

③ 一眼为球镜、柱面镜，另一眼仅有球镜。

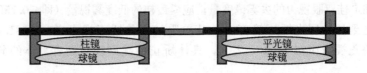

④ 两眼均为球镜。

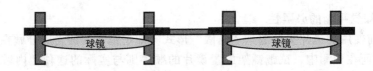

⑤ 单眼为球镜（或柱镜）。

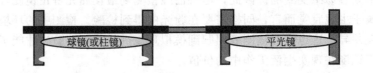

3. 知觉平衡的基本方法

在难以适应完全屈光矫正镜度的情况下，可按下列顺序进行调整与处理，以达到戴矫正眼镜后的知觉平衡：

①　对被测者进行调节与集合功能的检查；

②　对被测者的隐斜视状况进行检查；

③　适当降低球面镜度；

④　降低柱面镜度，并对其进行等效球镜处理；

第四部分　隐斜的测定

一、马氏杆检测

马道克斯氏杆是由长圆柱形并列构成的用于检测隐斜视的工具。用这种工具进行的检测就叫作马道克斯氏杆试验，简称马氏杆试验。马氏杆有垂直、水平两种设置，通过垂直马氏杆看到的是一条横线，而通过水平马氏杆看到的是一条竖线。

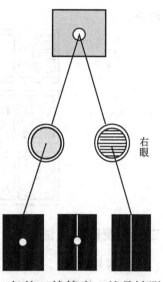

1. 水平隐斜视的检测

① 马氏杆放置：右眼前放置水平马氏杆；左眼前放置平光镜。倘若左眼戴用屈光矫正眼镜时无需加用镜片。

② 检测条件：使用屈光矫正镜度；较低照明条件的检测环境。

③ 被测者所见：右眼看到的是一条垂直线；左眼看到的是一个点；双眼看到的是点与线的合成像。

④ 结果判定：可使水平分离的点、线重合在一起的三棱镜度，就是被测者的隐斜程度（即隐斜三棱镜矫正度）。

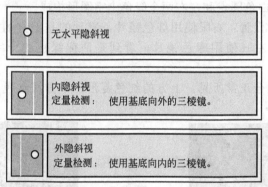

2. 马氏杆垂直隐斜视的检测

① 马氏杆放置：右眼前放置垂直马氏杆；左眼前放置平光镜；戴用矫正镜度无需加用镜片。

② 检测条件：使用屈光矫正镜度；使用较低照明条件的检测环境。

③ 被测者所见：右眼看到的是一条水平线；左眼看到的是一个点；双眼看到的是点与线的合成像。

④ 结果判定：可使垂直分离的点、线重合在一起的三棱镜度，就是被测者的隐斜程度（即隐斜三棱镜矫正度）。按惯例垂直隐斜视的命名规律，只进行"上"隐斜视诊断，不作下隐斜视的

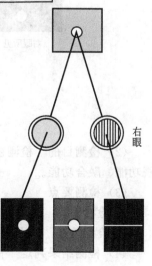

诊断。

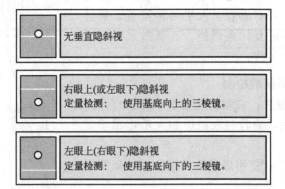

	无垂直隐斜视
	右眼上(或左眼下)隐斜视 定量检测: 使用基底向上的三棱镜。
	左眼上(右眼下)隐斜视 定量检测: 使用基底向下的三棱镜。

二、沃茨氏四点试验

1. 常规检测

（1）沃茨四点试验的设置

① 视标设置：在投影视力表中，沃茨四点视标通常由最上方的一个红色菱形、下方一个白色圆点和左右两个绿色十字图形构成。

② 辅助镜片设置：右眼使用红色镜片，看到的是上方的红色菱形和下方淡红色的圆点；左眼使用绿色镜片，看到是两侧绿色的十字和下方淡红色圆点。

③ 被测者融合正常所见：上方的红色菱形、下方淡红色圈点以及两侧绿色的十字。

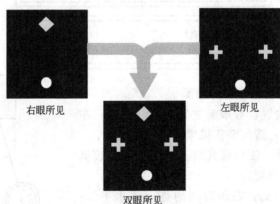

右眼所见　　　　　　左眼所见

双眼所见

（2）检测目的　检测被测者在远距离（或近距离）视觉垂直平面的双眼同视功能、融合功能。

（3）检测要点

① 检测距离：远距离 5～6m；近距离 0.4m。

② 检测条件：使用最佳屈光矫正镜度；在较暗些的室内进行。

（4）检测结果判定　根据检测中被测者见到的情况（如下图），就可以作出相应的诊断。

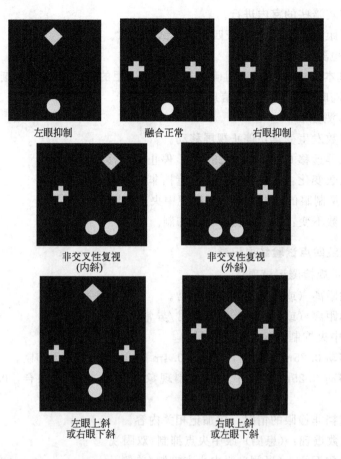

左眼抑制　　　　融合正常　　　　右眼抑制

非交叉性复视　　　　　非交叉性复视
（内斜）　　　　　　　（外斜）

左眼上斜　　　　　　右眼上斜
或右眼下斜　　　　　或左眼下斜

2. 茨氏四点试验的抑制点检测

（1）检测目的　检测被测者是否存在中央抑制现象。

（2）检测要点

1）检测距离　近距离：0.4～0.65m。

2）检测条件

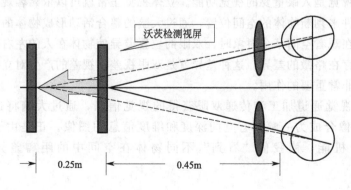

① 使用最佳屈光矫正镜度。

② 在较暗些的室内进行。

③ 近距离（0.4m）沃茨四点常规试验正常。

（3）检测方法

1）基本方法　被测者明确注视 0.4m 视距的四点视标，逐渐将其移远，请被测者随时报告点的变化信息。

2）检测控制

① 点数发生变化：停止视屏移动。

② 视屏远移 0.25m（即 25cm）：停止视屏移动。

③ 点数变化：有中央点抑制，遮挡非抑制眼。

a. 被抑制眼的点数重现：双眼视中央点抑制。

b. 点数不变：完全单侧中央点抑制。

3. 沃茨四点试验结果记录

（1）常规检测记录项目

① 远距离（或近距离）融合正常。

② 远距离（或近距离）融合异常/异常类型。

（2）中央抑制点检测记录项目

① 移动 0.25m 无抑制，记为：0.4m 融合，0.25m/无抑制。

② 移动 0.25m 出现中央点抑制现象，记为：0.4m 融合，0.25m/中央抑制。

③ 遮挡非检眼的情况，应加记相关内容。

a. 点数重现：（患侧）眼中央点抑制/双眼视。

b. 点数不便：（患侧）眼中央点抑制/单侧。

第五部分　立体视觉的检测

立体视觉是人眼重要的视觉功能。立体视觉正常就可以依靠客观条件和双眼内部条件来判断物体的空间位置，通过大脑的整合活动形成物体的空间关系的知觉。在观看空间某个对象时，双眼的位置差异使物体在人的左右眼视网膜上的成像存在略微的差异，这种差异就是双眼视差。视差的产生对立体视觉的形成起着非常重要的作用。

双眼视觉通道加工和传递双眼获得的视觉信息，通过大脑将这两幅有差别的图像合成为一幅具有空间深度和维度信息的图像。正是由于大脑的图像融合机能，使我们"看到"不同物体在空间中的距离差异和立体视觉。

一、常用的立体视觉检查用图

立体检查图的种类

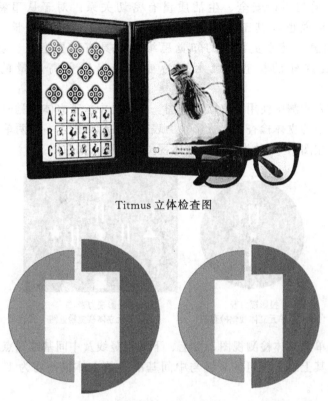

Titmus 立体检查图

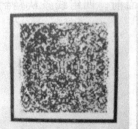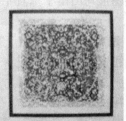

双眼同时视像检查图

随机点渐变视差立体视觉检查图

二、 立体视觉检测现状

1. 立体视觉检测现状

（1）验光配镜中的立体视觉检测现状　近年来，立体视觉的检查得到有关专家、学者、有识之士的重视。但是尚未普遍在屈光检测与矫正中被检查与核对。即便是已在验光中开展的检查，也仅限于视力投影仪中的"两单元"或"四单元"立体测试图的检查。

立体视觉与生命安全、生活质量有密切关系。对于从事特殊职业者（如司机）来说也与其工作质量密切相关。正常的立体视觉，对人们更全面把握信息、建立更深刻的知觉思维体系具有重要意义。应当说，在验光中开展这样的检查，就可以为被测者提供更高质量的验光配镜服务。

（2）验光检测中使用的立体检查图　在验光中检查立体视觉通常使用的是投影视力表中的立体检查图，投影视力表有两种检查图：一种两单元立体视觉检查图（如左图），一种为四单元立体视觉检查图（如右图。）

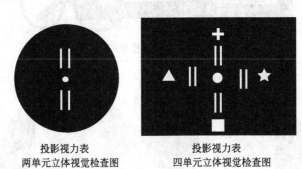

投影视力表
两单元立体视觉检查图　　　　投影视力表
四单元立体视觉检查图

其中两单元立体检测视图，由上、下两组竖线及中间基准圆点构成，相对比较简洁，其上组、下组的竖线与中间基准点的立体视差均为 $1'$，上、下两组的视差为 $2'$。

四单元立体视觉检查图检测的视锐度设置如下。

① 以"●"、"＋"、"★"、"■"、"▲"为垂直面。

② 四组视差图形均凸出于垂直平面前。四组线条从轻到重的凸出程度的顺序为：上、右、下、左。

a. 上：立体视锐度 $1'$；

b. 右：立体视锐度 $2'$；

c. 下：立体视锐度 $5'$；

d. 左：立体视锐度 $10'$。

2. 建立屈光矫正双眼视觉的必备条件

目前，判断双眼视觉的标准还没有明确的规定。一般认为，健康人的立体视觉在 $30'$，成人立体视觉不足 $67''$ 就无法建立视网膜中心凹的正常的双眼视觉，因此在斜视治疗中以 $60''$ 达到双眼视网膜正常对应作为治愈标准是有道理的。在屈光矫正中，验光师为被测者建立屈光矫正双眼视觉的必备条件如下：

① 双眼的矫正视力＞0.4；

② 双眼视像大体相同（屈光参差：＜±2.50D）。

③ 双眼有适当的中心固视；

④ 双眼眼球运动正常；

⑤ 左、右眼视野宽并有充分的重合；

⑥ 左、右眼的视网膜具有生理对应点；

⑦ 双眼具有正常的融像反射功能；

⑧ 左、右眼的视神经的纤维在传导中存在生理交叉。

三、立体视觉检测

1. 立体检测

（1）立体视觉检测的条件　立体视觉检测的最低视力条件没有明确的规定，但是视力越差立体视觉也就会越差。从准确把握被测者的立体视觉的敏锐度，为其提供必要的职业和从业的指导而言，检测应在完全屈光矫正的情况下进行。当然对于屈光不正又不戴眼镜的人来说，检查其裸眼条件下的立体视觉，则更能够为被测者在生活、工作提供更切实际的建议和帮助。

（2）偏振滤光镜的设置　投影视力表中的立体视觉检查图均为偏振视图，因此在检测时必须使用偏振滤光镜，通常偏振滤光镜的设置如下：

① 右眼使用偏振轴向 135°（或 45°）偏光镜；

② 左眼使用偏振轴向 45°（或 135°）偏光镜。综合验光仪上设定的偏振镜为：右眼 45°，左眼 135°。

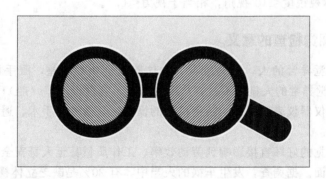

2. 正常立体视

正常的立体视觉所看到的图像以"●"、"＋"、"★"、"■"、"▲"为基准平面，依次从低到高的排列顺序为：上、右、下、左。

具有正常立体视觉的被测者所看到的图像，可通过注视下图的中间，用双眼会聚的办法获得模拟体验，所看到的立体视锐度为 1′、2′、5′、10′。

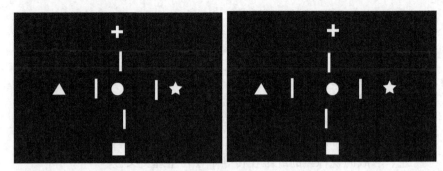

目前比较公认的立体视觉的正常值为：100s（即 1.67′）。但是，这一数值与目前公认视力标准（1.0 的标准视标的设计标准是 1′视角）还是有差异的，这是在检测立体视觉锐度时需要注意的。

3. 立体视觉异常

（1）立体视觉异常的判定

① 不能分辨上方竖线与基准面高度差的，其立体视锐度＜1′视角。

② 不能分辨右侧竖线与基准面高度差的，其立体视锐度＜2′视角。

③ 不能分辨下方竖线与基准面高度差的，其立体视锐度＜5′视角。

④ 不能分辨左侧竖线与基准面高度差的，其立体视锐度＜10′视角。

（2）立体视觉异常所对应的视力

① 立体视锐度＝1′视角，相当于视力 1.0。

② 立体视锐度＜1′视角，相当于视力＜1.0。

③ 立体视锐度＜2′视角，相当于视力＜0.5。

④ 立体视锐度＜5′视角，相当于视力＜0.2。

⑤ 立体视锐度＜10′视角，相当于视力＜0.1。

四、立体视觉检查的意义

立体视觉异常的人，距离感觉、立体感觉会相对较差，眼手协调能力较差。立体视觉异常的人显然不适宜从事飞行员、各种机动车（船）驾驶员、运动员、精密仪器仪表的制造、精密机械的操作、显微外科手术、遥感、遥测等专业的工作。

立体视觉的好坏直接影响到劳动效率、工作质量甚至人身安全等工作、生活的方方面面。据调查，发生车祸的人当中，有 20％是缺乏立体视觉的。

有一些眼病也会伴有立体视觉异常，这些疾病有：斜视性眼肌阵挛-肌阵挛、婴幼儿型内斜视、微小度数斜视、反向斜视、急性共同性斜视、周期性内斜视、固定性斜视、原发性共同性内斜视、原发性非调节性内斜视、间歇性外斜视等。倘若这些眼病得不到有效的治疗，就不会建立、恢复正常的立体视觉。

第七章

调节与集合检测

第一部分　调节与集合

一、调节概念

1. 眼的调节的定义

眼适应视距的变化所发生的以晶状体凸度变化为主，以形成视网膜清晰视像为目标的生理功能，就是眼的调节功能，简称眼的调节。

2. 调节实质

眼通过自动调控，眼的屈光力增大（或缩小），使视网膜上的视像始终保持清晰状态。

3. 调节力

调节力的单位：屈光度（D）。调节力的大小取决于视距，即调节力＝1/视距（米）。

二、调节名词

1. 远点

眼在调节静止时所能看到的最远的一点。远点以 r 代表，注视远点的屈光力（即屈光矫正度）以 R 代表。

2. 调节近点

简称近点。眼在使用最大调节力时所能看到的最近一点。近点以 p 代表，注视近点的屈光力以 P 代表。

3. 调节范围

远点与近点间的距离（单位：米）。

4. 调节幅度

看近点与看远点时使用调节力的代数和，以 A 代表。

计算调节幅度的最容易理解的方法是：近点距离（单位：米）的倒数与屈光矫正镜度（即眼的最大调节力与调节静止时眼的屈光力）的代数和。

公式：A（调节幅度）＝P（注视近点的屈光力）＋R（屈光矫正度）

下图就是近视眼、正视眼、远视眼调节幅度的计算示意图。

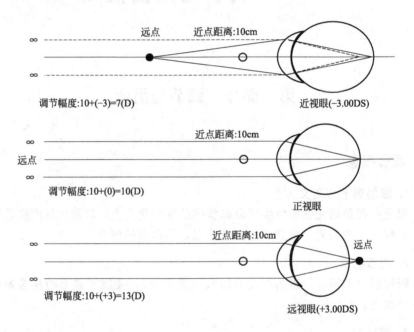

从示意图中可以发现一个规律：远视眼的 A＞正视眼的 A＞近视眼的 A。这个规律在屈光矫正方案设计上是必须要考虑的一个问题。

5. 正、负调节

（1）正调节　视距由大到小变化时，晶状体由平变凸，使眼的屈光力增大，即为正调节。

通过正调节，可以在一定限度内解决人眼由远及近的注视中的视觉分辨程度。这种动态性调节与验光配镜后的配成眼镜的戴用舒适度密切相关。

正调节的强度可以用正性屈光度（D）予以表述。

（2）负调节　指在注视相对近的目标到注视相对远的目标的调节力变化。通过负调节，可以解决人眼由近及远注视中视觉清晰度与舒适度的问题。

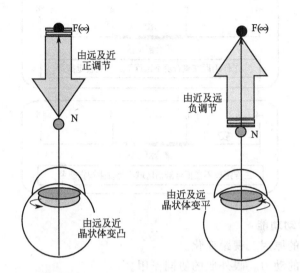

一般情况下，以考察正性比较性调节，但对长期从事近距离工作的人两种比较性调节都要列为考察对象。

三、集合功能

1. 集合

（1）集合的原因　视距变化。

（2）集合的动力　眼外肌的张力。

（3）集合的目标　通过眼球内转，使相应距离的正前方注视目标保持在两眼视网膜的对应点（视中心凹）上。

2. 集合的名词

（1）集合远点　两眼在调节静止时所能看到的最远的一点。

（2）集合近点　两眼使用最大调节力时所能看到的最近一点。

（3）集合角　两眼视轴的夹角。其单位叫作米角（MA）。

集合角的计算公式为：（两眼中心距/集合近点距）×50+3°。

（4）比较性集合　这是我国当代眼屈光的先行者徐广第先生在《眼科屈光学》中讲很清楚的一个问题，图中"★"和"☆"代表工作距离。

当工作距离恰好位于集合区域的中间段时，就不会发生视觉疲劳。倘若工作距离在集合区域的近侧端时，就很容易发生视觉疲劳。假如工作距离在集合区域的远侧端时，则会因目标较远，需要更高的专注力，也会发生视觉疲劳。

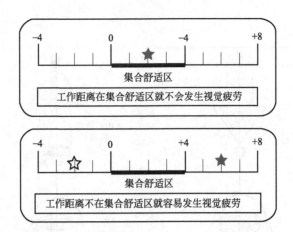

3. 眼的运动功能

（1）运动的原因　视距变化。

（2）运动的动力　眼外肌的协同作用。

（3）运动的目标　通过眼的追随、扫描运动，是居于不同方向的注视目标，成像在两眼视网膜的对应点上。

四、调节与集合的关系

1. 调节与集合的三种功能

① 眼的调节：通过自动调节眼的屈光力，使注视目标成像在视网膜上。

② 眼的集合：通过自动调节双眼辐辏程度，使双眼视网膜黄斑中心凹始终处在视像对应状态。

③ 眼的运动：双眼注视方向的协调。

2. 相互协调

正常的生理状态下，人的双眼在视觉作业中，其眼的调节功能、眼的集合功能与运动功能，通过相互协调，使眼的视觉处在最佳的状态中，这种视觉状态包括三种视觉功能：双眼同视、距离感觉、立体视觉。

五、调节与集合的检测项目

见表 7-1。

表 7-1　调节、集合检测项目

调节功能检测项目	集合功能检测项目	调节、集合
调节幅度；调节滞后；融合十字交叉检测；动态视网膜检影检测；调节灵敏度；正、负相对调节。	集合幅度	AC/A

第二部分　调节功能检测

一、调节幅度的检测

调节幅度在验光操作中是一项比较重要的检测项目。通过这项检测，我们可以了解被测者近距离工作时的视觉质量，这对于当今社会生活近距离视觉工作明显增加的情况尤为重要。调节幅度的检测，对老视眼近用眼镜的镜度设计也具有不可低估的价值。调节幅度检测方法，包括移近法、镜片法、查表法和计算法。这几种方法，在验光配镜中都有人使用，但"移近法"的检测结果更贴近被测者的实际。

1. 移近法

（1）检测条件　完全矫正屈光不正。

（2）检测

1）检测右眼

① 遮盖左眼，测右眼的调节广度。

② 令患者注视近视力表上最佳视力的上一行，缓慢向患者移近，直至视标持续模糊。

2）检测左眼

① 遮盖右眼，检查左眼的调节广度。

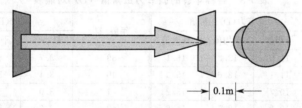

$$调节幅度(A)=1÷0.1=10(D)$$

② 令患者注视近视力表上最佳视力的上一行，缓慢向患者移近，直至视标持续模糊。

③ 记录距离，距离的倒数为右眼的调节幅度。

3）打开双眼，检查双眼的调节广度。

4）记录距离，分别记录右眼、左眼、双眼的检测的距离数据。

2. 镜片法

（1）检测条件

① 完全矫正屈光不正。

② 将近视力表固定于40cm，打开近用灯，保证良好的照度。

③ 令患者注视近视力表中最佳视力的上一行。

（2）检测

1）检测右眼

① 遮盖左眼，检查右眼；

② 能看清加负镜刺激调节，直至视标持续模糊；看不清加正镜放松调节；

2）检测左眼

① 遮盖右眼，检查左眼的调节广度；

② 能看清加负镜刺激调节，直至视标持续模糊；看不清加正镜放松调节；

3）打开双眼，检查双眼的调节广度。

4）记录 分别记录右眼、左眼、双眼的检测数据。

3. 查表法

调节幅度与年龄密切相关，不同年龄的人调节幅度的范围有着明显的区别，特别是 45～55 岁这一年龄段的变化最为明显。记住这些数据是比较困难的，在实际工作中，可以选择"查表法"。最常见的表是 Donder's 表（表 7-2）。

表 7-2 Donder's 表

年龄/岁	近点	调节幅度	年龄/岁	近点	调节幅度	年龄/岁	近点	调节幅度
10	0.07m	14.00D	30	0.14m	7.00D	50	0.40m	2.50D
20	0.10m	10.00D	40	0.22m	4.50D	60	1.00m	1.00D

Donders 表的数值相对比较粗略，固定数值似乎也忽略了个体差异，如打算了解更详细的可参见表 7-3。

表 7-3 各种年龄的调节力正常值（D）对照表

年龄/岁	调节力(D)正常值			年龄/岁	调节(D)正常值		
	最小值	平均值	最大值		最小值	平均值	最大值
8	11.6	13.8	16.1	39	3.7	6.1	8.2
10	11.1	13.6	15.9	40	3.4	5.8	7.9
12	10.7	12.9	15.2	41	3.0	5.4	7.5
14	10.3	12.5	14.8	42	2.7	5.0	7.1
16	9.8	12.0	14.3	43	2.3	4.5	6.7
18	9.4	11.6	13.9	44	2.1	4.0	6.3
20	8.9	11.1	13.4	45	1.9	3.6	5.9
22	8.5	10.7	12.9	46	1.7	3.1	5.5
24	8.0	10.2	12.4	47	1.4	2.7	5.0
26	7.5	9.7	11.9	48	1.2	2.3	4.5
28	7.0	9.2	11.3	49	1.1	2.1	4.0
30	6.5	8.7	10.8	50	1.0	1.9	3.2
32	6.0	8.1	10.2	52	0.9	1.6	2.2
34	5.5	7.6	9.5	55	0.8	1.3	1.9
36	5.0	7.0	9.9	60	0.6	1.2	1.7
38	4.2	6.4	8.5	70	0.6	1.0	1.6

摘引自徐广第《眼科屈光学》

从表 7-3 中可以发现随年龄的增大调节力逐渐减少，尤其是 40 岁以后明显加快，而 4550 岁之间是变化幅度最高的年龄段。

倘若以 33 厘米作为正常阅读距离，为满足储备 1/3 调节力的条件，阅读时则需要具备 4.5D 的调节力才不会发生视觉疲劳，按上表调节最大值核算，这恰好相当于 48 岁。49 岁具有 4.0D 调节力，使用 3.0D 调节力，还余 1.0D 的调节力，近距离阅读应当也没有太大的问题。但当达到 50 岁，其调节力只有 3.2D，这种情况是看得见，但无法坚持，这就是为什么 50 岁的人一定要配老花镜的道理。

4. 公式法

通过 Hofstetter 公式计算：

最小调节幅度＝15－0.25×年龄

平均调节幅度＝18.5－0.30×年龄

最大调节幅度＝25－0.40×年龄

二、调节反应状况检测概述

1. 调节反应状况

双眼注视情况下，在观察近距离目标时即时发生的调节反应状态。

2. 调节反应状况的种类

（1）调节超前（过度调节）　调节反应量＞调节刺激量。

（2）调节滞后（调节不足）　调节反应量＜调节刺激量。

3. 屈光检测中的意义

（1）调节超前　易诱发近视的过度矫正（远视眼的矫正不足）。预防矫正问题发生的方法：充分控制调节（雾视、睫状肌麻痹剂应用）。

（2）调节滞后　易出现忽视近用屈光矫正的问题。调节滞后的处置：检测、确定近用附加正镜度。

4. 调节反应检测的条件

① 双眼近距（0.4m）注视。

② 应用远用完全屈光矫正镜度。

5. 调节反应状况检测的方法

① 融合十字交叉检测。

② 动态视网膜检影。

三、融合十字交叉检测

1. 辅助检测用具

① 融合十字交叉视图。

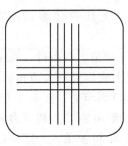

融合十字交叉视图

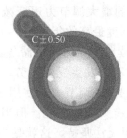

±0.50D交叉圆柱镜

② 双眼应用交叉圆柱面镜。

2. 调节反应检测设定准备

① 双眼应用远用完全屈光矫正镜度。

② 双眼应用±0.50D交叉圆柱面镜（负圆柱面镜轴置于90°，正圆柱面镜轴置于180°）。

3. 检测与调整

（1）令被测者比较横、竖线条清晰状况。验光师根据报告状况，进行相应的调整。

（2）报告横线条清楚　说明调节滞后。

① 双眼前以＋0.25D递增率，递增正球面矫正镜度，直至衡、竖线条清晰程度一样。

② 所增加的正镜度就是调节滞后的量（在老视眼检测中，增加的正镜度就是老视眼的近用附加正镜度）。

（3）报告横、竖线条一样清晰　说明调节滞后。

① 双眼前以＋0.25D递增率，递增正球面矫正镜度，直至横、竖线条清晰程度一样。

② 所增加的正镜度就是调节滞后的量。

（4）报告竖线条清楚

1）屈光矫正镜度不正确。

① 降低照明度至2尺烛光。

② 仍报告竖线条清楚，重新核对、检测原用屈光矫正镜度。

2）说明调节超前。

① 反转交叉圆柱面镜后，报告横线条清楚，结束检测。

② 反转交叉圆柱面镜后，仍报告竖线条清楚，说明被测者视觉观察为竖线优先选择型，应终止检测（此类被测不适用这种检测）。

4. 预期正常参照值

① 非老视眼：＋0.25～＋0.75D。

② 老视眼：检测出的滞后量，就是近用附加正镜度。

四、动态视网膜检影检测（MEN 试验）

1. 辅助检测用具

检影镜（附有视标显示卡、板）。

验光操作流程图解

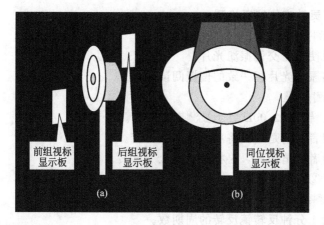

前组视标
显示板

后组视标
显示板

(a)

同位视标
显示板

(b)

2. 检测条件

① 完全屈光矫正镜度。

② 使用被测者习惯使用的照明亮度。

3. 检测优势和局限性

（1）优势　可以针对双眼调节反应差异进行检测。

（2）局限性　不能同时进行双眼检测。

4. 检测程序

① 请被测者注视检影镜上的视标卡。

② 进行检影检测，并加入适当的球面镜度，直至影动呈现中和状态。

③ 所加入镜片的屈光度就是调节滞后得值。

5. 预期参照值

同融合十字交叉检测。

五、调节灵敏度检测

1. 辅助检测用具

反转镜（±2.00D）。

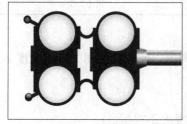

精致型反转镜

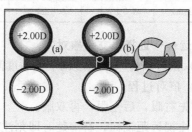

简约型反转镜
可按瞳距调整镜片间距

2. 调节灵敏度的偏振检测

（1）检测条件

① 双眼使用正交偏振滤光片。

② 与偏振滤光片相一致的偏振阅读卡片。

（2）检测过程

① 将反转镜+2.00D置于被测者双眼前。

② 被测者看清楚后，将反转镜上下反转。

③ 被测者看清楚后，再将反转镜上下反转。

④ 重复②、③步骤。

（3）检测结果记录与判定

① 记录1分钟反转镜反转的周期数。

② 无法完整阅读，存在单眼抑制，查明眼别。

3. 调节灵敏度的一般性检测

（1）检测条件　振检测<8次/1分钟，取出偏振镜及偏振阅读片，换用普通阅读卡（读物）。

（2）检测过程

① 先查右眼，后查左眼，再查双眼。

② 检测方法：反转反转镜，记录周期次数。

（3）调节灵敏度的检测判定

① 双眼测试正常：调节、集合功能正常。

② 只能通过单眼检测：双眼视功能异常。

③ 单眼测试不能通过：肯定有调节问题。

4. 正常参照值

见表7-4。

表7-4　调节灵敏度反转镜检测cpm数正常值

年龄/岁	6	7	8~12	13~30	30~40
双眼（cpm）	3±2.5	3.5±2.5	5±2.5	8±2.5	9±2.5
单眼（cpm）	5.5±2.5	6.5±2.5	7±2.5	11±2.5	

5. 远←→近视表交替核对

（1）核对条件　已通过调节灵敏度测定，使用远用屈光矫正镜度。

（2）核对过程

① 先右眼，后左眼，再双眼。

② 注视远距视标，看清楚时即刻注视近距视标。

③ 看清楚近距视标，即刻注视远距视标。

④ 重复②、③步，记录周期次数，并予以核对。

第三部分　集合功能检测

一、眼的集合的定义

双眼适应视距的变化所发生的以内直肌收缩为主，以眼球内转为主的眼的运动，就是眼的集合（辐辏）功能，简称眼的集合。

二、集合力的计量

1. 集合角

左右眼视线所夹的角，就是集合角。

集合角的角度与瞳距密切相关，瞳距大者，角度相对较大；瞳距小者，角度相对较小。

2. 集合力

集合力的单位：集合力（MA）。

集合力的大小取决于视距。

眼的集合力为：1/视距（米）。

3. 集合的分类（自颞侧→鼻侧）

① 张力性集合。

② 融像性集合。

③ 调节性集合。

④ 近感性集合：

4. 屈光矫正中，调节与集合的关系

（1）正视眼　调节力的值＝集合力的值。

（2）未矫正的远视眼　调节力的值＞集合力的值。

（3）未矫正的近视眼　调节力的值＜集合力的值。

（4）已经矫正的屈光不正：调节力的值＝集合力的值。

未矫正的屈光不正，调节与集合的关系不符合正常的生理状态，两者只能处于对异常屈光现状的一种适应状态。

5. 检测内容

① 集合幅度；

② 远水平聚散力；

③ 近水平聚散力；

④ 远垂直聚散力；

⑤ 近垂直聚散力；

⑥ 延迟主觉核对；

⑦ 固定集合核对；

⑧ 正相对集合；

⑨ 负相对集合；

⑩ AC/A。

说明：这里开列的集合检测项目，是涉近双眼视觉功能，即双眼视机能的检测项目。

三、集合广度的检测

1. 集合广度

从注视远点到注视近点，双眼发生内转的程度，即注视远点所用的集合力与注视近点所用的集合力之差。

2. 集合广度检测条件

① 双眼注视。

② 单列式近用视力表（检测距离 40 厘米）。

3. 集合广度检测过程

① 双眼应用完全屈光矫正镜度。

② 被测者双眼注视视标。

③ 通过移动视力表，使视距逐渐缩短，直至出现复视时为止。

④ 记录出现复视的距离。

⑤ 通过下列公式可以计算出集合的会聚角度：

王海英：集合广度＝10×瞳距/近点距离

王朝廷、崔国义：

公式 1：
$$集合角 = \frac{0.5 \times 瞳孔距离 \times 100}{近点距离} + 3$$

公式 2：
$$集合角 = \frac{50 \times 瞳孔距离}{近点距离} + 3$$

调节功能紊乱者可选用的验光方法的比较见表 7-5。

表 7-5　调节功能紊乱者可选用的验光方法的比较

方　法	散瞳验光	雾视验光	延迟主观验光	中和内斜主观验光
药品	散瞳药	—	—	—
仪器	检影镜	综合验光仪或试镜架	综合验光仪	综合验光仪
调节控制	完全消除调节	调节可能随时被唤醒	调节有可能随时被唤醒	调节控制比较理想
生理适应效应	≤0	≥0	≥0	≥0

方法	散瞳验光	雾视验光	延迟主观验光	中和内斜主观验光
检测舒适程度	药效期间有畏光、神经觉下降	没有	没有	没有
复验	必须	必要性极小	必要性极小	必要性极小
检测风险	有	没有	没有	没有
检测结果	不能直接应用于配镜	可以直接用于配镜	可以直接用于配镜	可以直接用于配镜

第四部分　AC/A 检测

一、调节性集合/调节

1. 基本概念

调节/集合比（即 AC/A）是验光配镜中重要的检测项目。考察 AC/A 的目的则是了解调节与集合是否存在失衡的状态。考察途径就是检测调节力变化 1D 所诱发的集合变量，这个变量就称为：AC/A 率，其单位：棱镜度/屈光度（$\triangle$/D）。

2. 临床矫正意义

（1）集合过度所引起的内斜位，是引起屈光矫正后戴镜难以适应，并诱发视觉疲劳（甚至复视）的重要原因。AC/A 比值的检测，就是为处理和预防这种情况发生进行的屈光学检测方法。

（2）正常 AC/A 的内斜视，可以通过应用完全性屈光镜正镜度试验来得到纠正。而高 AC/A 者，则只能选择双光眼镜（或远近两副眼镜）予以解决。对于高 AC/A 者还可以应用缩瞳药使其眼尾转为正常。

二、隐斜法

1. 基本原理

通过考察远距注视隐性/显性斜位和近注视隐性/显性斜位的关系，经计算来了解调节性集合与调节关系的方法。

2. 检测条件

应用完全性屈光矫正镜度。

3. 检测步骤

（1）检测远注视隐性/显性斜位棱镜度量（P_f）。

（2）检测近注视隐性/显性斜位棱镜度量（P_n）。

（3）量取远用瞳距。

4. AC/A 值的计算

（1）计算公式

$$AC/A = \left[PD + \left(\frac{P_n - P_f}{2.5D} \right) \right] / 1D$$

式中　PD——远注视瞳距，厘米；

　　　P_n——近注视隐斜量；

　　　P_f——远注视隐斜量。

隐斜量符号：内隐斜用"+"，外隐斜用"-"。

（2）例：某被测者，瞳距 70 毫米，远注视隐斜位为 $2^\triangle BO$（外隐斜），近注视隐斜位为 $10^\triangle BO$（外隐斜）。

例：
$$\begin{aligned}
AC/A &= \left[7 + \frac{-10 - (-2)}{2.5} \right] / 1D \\
&= [7 - 3.2] / 1D \\
&= 3.8^\triangle / 1D
\end{aligned}$$

5. 说明

公式中 2.5D 是以 0.4 米工作距离为准的。实际检测时，应以实际工作距离得到数为基数。

三、梯度法

1. 基本原理

加入正镜度，可以减少视觉作业时所使用的调节力。

在同一视距条件下，调节力的使用量的减少，必然会减少由调节力所诱发的集合力。

其具体表现是：注视隐斜位的外拓，其 AC/A 比值将会在一定程度上得到降低。

2. 检测条件

应用完全性屈光矫正镜度。

3. 检测步骤

（1）测定被测者注视某一固定目标（如 0.4 米）时的隐斜度，记作 P_0；

（2）双眼同时增加相同的镜度后，测定此时隐斜度，记作 P_1。

验光实践中，选用的增加镜度有以下三种：①+1.00DS；②-1.00DS；③-2.00DS。最常选用的镜度为+1.00DS。

4. AC/A 值的计算

（1）计算公式

$$AC/A = \frac{P_1 + P_0}{D_2 + D_1}$$

式中　P_0——某一固定距离（如 0.4 米）加球镜片前（或戴远用屈光矫正镜度）的隐斜量；

　　　P_1——增加球镜度后的隐斜量；

　　　D_0——某一固定距离（如 0.4 米）加球镜片前（或戴远用屈光矫正镜度）的调节量。

　　　D_1——增加球镜度后动用的调节量。

（2）隐斜量符号　内隐斜用"＋"，外隐斜用"－"。

（3）增加镜度性质所产生的作用

① 正镜度：放松调节，使用调节力减小。

② 负镜度：刺激调节，使用调节力增大。

4. 隐斜法与梯度法比较

① 梯度法 AC/A 值略小于隐斜法 AC/A 值。

② 一般认为，梯度法受近感集合的影响较小。因此实际检测中，更倾向于使用梯度法。

③ 大多通过调整增加镜度值进行测量，将测量的平均值代入公式进行计算。这样的 AC/A 精度较高。

5. *AC/A* 正常参考值

$$4^{\triangle} \pm 2^{\triangle}/D$$

四、正、负相对调节的检测

1. 检测意义

① 分析双眼视功能的状况。

② 评估、修正近用附加镜度。

2. 检测条件

① 双眼注视。

② 近用视力表（检测距离 40 厘米）。

③ 使用综合验光仪检测更为方便。

3. 检测准备

① 双眼应用完全远用屈光矫正镜度（老视眼则应用被测者的近用屈光矫正镜度）。

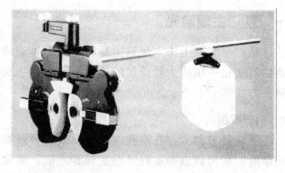

② 良好的近用照明条件。

③ 左右眼的检测镜片光学中心处于直线上。

④ 检测中提供的视标是被测者注视最佳视力的上一行视标。

4. 负相对性调节（NRA）的检测

① 检测时，以 0.25DS/次的速率递增正镜度至持续模糊。

② 达到初始模糊时所增加的正镜度，即 NRA 值。

5. 正相对性调节（PRA）的检测

① 去除 NRA 检测时所加的正镜度。

② 以 0.25DS/次的速率递增负镜度至持续模糊。

③ 达到初始模糊时所递减的正镜度（或递增负镜度），即 PRA 值。

6. _NRA_、_PRA_ 的正常参照值

① _NRA_：+2.00DS±0.50DS。

② _PRA_：+2.25DS±1.00DS。

7. 老视眼近用附加正镜度的评估

（1）_NRA_ ＝ _PRA_　预加近用附加正镜度正确。

（2）_NRA_ ≠ _PRA_　预加近用附加正镜度需要进行调整，调整步骤如下。

① _NRA_ 与 _PRA_ 的代数和除以 $2\left(\dfrac{NRA+PRA}{2}\right)$。

② 将所得数值加入预加的近用附加正镜度中。

例如，预加近用附加正镜度为 1.50DS。

检测 _NRA_ ＝ +2.00DS，_PRA_ ＝ -1.50DS。

被测者最终处方的 $add = +1.50 + \dfrac{+2-1.5}{2} = +1.75DS$。

第五部分　两种有益的验光方法

一、延迟主观验光

　　从严格意义上讲，延迟主观验光并不属于调节与集合检测的项目。这一检测内容又是一项很少被提起的检测。鉴于这项检测在验光中的特殊意义，特将这一方法简介如下。

1. 应用

　　当怀疑被测者存在潜在性远视，或者怀疑被测者存在调节张力过高、调节痉挛时，就可以选择这种延迟主观验光法，简称延迟验光法。

　　应用延迟主观验光的目的就是最大程度排除潜在的调节张力的干扰，力争检测到最佳的完全屈光矫正镜度。

2. 检测设备与镜度设置

（1）检测设备

① 综合验光仪。

② 近视力杆、表。

③ 远视力表。

（2）检测镜度设置　先进行常规验光和负相对调节的检测。将常规验光检测的完全屈光矫正镜度和负相对调节检测的负调节量值设定在综合验光仪上。

① 完全屈光矫正镜度。

② 负相对调节量。

3. 检测过程

① 初始：1.0 视标模糊。

② 移去近视力杆、表，被测者注视远视力表（被测者报告模糊）。

③ 以 0.25D/次逐渐减少正镜度，随正镜度的逐渐减少视标的清晰度逐渐提高，直到能看清 1.0 的视标。

④ 红、绿试验确定屈光矫正镜度终点。

4. 检测结果记录

（1）注明　延迟主观验光。

（2）矫正镜度及矫正视力　如检测完成时，综合验光仪上的镜度是：

$$+1.50D-0.50\times180°，VA_{CC}：1.0$$

以上处方按屈光学书写处方的习惯，应转换为球、柱镜同符号形式：

$$+1.00D+0.50\times90°，VA_{CC}：1.0$$

（3）记录　延迟主观验光：$+1.50D-0.50\times180°，VA_{CC}：1.0$。

二、中和外斜主观验光法

中和外斜主观验光，又称为集合固定状态验光。这也是一项很少有人提起的验光方法。这种验光方法被应用于外斜所导致的集合不足又诱发调节反应的案例，这样的被测者往往会对矫正镜度有一种说不太清楚的不舒适感。这种验光方法重要的一点就是使用基底朝内的三棱镜解除、缓解集合需求所致的调节反应。

这种验光方法，适用于疑似存在调节紊乱、高度外斜者，高度近视眼间歇性外斜不妨也可以试用。

1. 检测设备与镜度设置

与延迟主观验光法相同，这项检测也要先进行常规验光和负相对调节的检测。将常规验光检测的完全屈光矫正镜度和负相对调节检测的负调节量值设定在综合验光仪上。并设置旋转棱镜 $0^{\triangle}$ 底朝内于双眼。

2. 检测过程

① 减少 $+0.25DS$，使被测者能看清晰近视力表。

② 双眼逐渐增加 BI 棱镜度，至视标模糊。

③ 移去近视力杆、表（此时被测者注视远视力表，报告模糊）。

④ 将被测者最好视力的上一行视标缓慢向患者移近，直至视标模糊。

⑤ 以 0.25D/次逐渐减少正镜度。直到能看清 1.0 的视标。

⑥ 红、绿试验确定屈光矫正镜度终点。

3. 检测结果记录

（1）注明　中和内斜（或 BI 棱镜）主观验光。

（2）矫正镜度及矫正视力　如 BI 棱镜主观验光，+2.00D−1.50×180°，VA$_{CC}$：1.0。

屈光不正性质在动静视觉状态中的调节、集合状况见表 7-6。

表7-6 屈光不正性质在动静视觉状态中的调节、集合的状况

视觉功能		屈光不正类型	参照点	矫正状况	调节力	集合力	调节与集合状态
绝对静态视觉功能	运用视觉功能	正视眼			无调节	无集合	★:调节-集合 同步
		远视眼	远点	裸眼	>0	无集合	失衡:调节>集合
		远视眼		完全矫正	无调节	无集距	★:调节-集合 同步
		近视眼	远点及以远	裸眼	无调节	1/视距	失衡:调节<集合
		近视眼	远点	完全矫正	无调节	无集合	★:调节-集合 同步
相对正态视觉功能	近用视觉功能	正视眼		裸眼	1/视距	1/视距	★:调节-集合 同步
		远视眼	定点注视	裸眼	(矫正镜度+1/视距)的代数和	1/视距	失衡:调节>集合
		远视眼		完全矫正	1/视距	1/视距	★:调节-集合 同步
		近视眼		裸眼	(镜度+1/视距)的代数和(代数和≤0,无调节)	1/视距	失衡:调节<集合
		近视眼		完全矫正	1/视距	1/视距	★:调节-集合 同步
绝对动态视觉功能	近用视觉功能	正视眼	远→近		调节力增大	集合力加大	★:调节-集合 同步
		正视眼	近→远		调节力减小	集合力减小	★:调节-集合 同步
		远视眼	远→近	裸视	调节力增大(调节值始终大于集合值)	集合力加大	近点移远
		远视眼		完全矫正	调节力增大(调节值始终大于集合值)	近点在球后	远点在球后
		近视眼	近→近	裸视	调节力减小(调节值始终大于集合值)	集合力减小	★:调节-集合 同步
		近视眼	近→远	完全矫正	调节力增大	近点更近	近点更近
		近视眼	远→近	裸视	调节力增大(∞~眼前远点无调节可用)	集合力加大	远点在眼前有限距离
		近视眼	近→远	完全矫正	调节力增大(眼前远点以远调节力可减)	集合力减小	★:调节-集合 同步

第八章

像分离双眼视机能检测

第一部分　像分离双眼视机能简介

一、像分离双眼视机能

1. 关于像分离双眼视功能的称谓

双眼视机能，习惯上又称为双眼视功能，在国际上，这类检测方法统一的称谓是 Vol Graefe 法。这是近年视光学给予比较大关注的一种视觉功能检测方法。但仔细探究，调节、集合、立体视觉都属于双眼视功能的范畴，唯独将像分离状态的"眼位""集合（习惯上多称为聚'散'）"划归"双眼视功能"就显得不太合理了。从检测方法看，这类检测在操作上都与设置棱镜后"像分离"有关。因此，被列入这类检测的项目的内容还是以"像分离双眼视机能"作为称谓更为贴切。

2. 考察像分离双眼视机能的意义

检测像分离双眼视机能的状况的目的是：了解双眼视像的融像状况。最终目的是为戴用屈光矫正眼镜者获得舒适的双视觉搜集必要的相关数据。

二、像分离双眼视机能检测的项目

1. 像分离双眼视机能检测项目

这是一组由在去融像状态下，对远、近距离在水平、垂直方面的眼位与集合力的一系列项目所构成的系列检查体系。这一系列的检查项目包括如下内容：

（1）去融像远注视眼位
① 像分离远注视水平眼位。
② 像分离远注视垂直眼位。
（2）像分离远注视眼位
① 像分离近注视水平眼位。
② 像分离近注视垂直眼位。
（3）像分离远注视集合
① 去融像远注视水平集合。
② 像分离远注视垂直集合。
（4）像分离近注视集合
① 像分离近注视水平集合。
② 像分离近注视垂直集合。

2. 检测项目名称有待统一

这类检测的项目的名称，在不同地区称谓是不一样的，这可能是地区习惯用语有差异所致，也可能是在翻译中对原文的理解有差异所造成的。就目前大陆和港、台地区的名称如表 8-1 所列。

表 8-1　像分离双眼视机能检测项目一览表

建议使用的检测名称			国内习见称谓	港、台称谓
视机能	注视			
像分离眼位	远注视	水平眼位检测	远距水平隐斜视检测	远方水平斜位检测
		垂直眼位检测	远距垂直隐斜视检测	远方垂直斜位检测
	近注视	水平眼位检测	近距水平隐斜视检测	近方水平斜位检测
		垂直眼位检测	近距垂直隐斜视检测	近方垂直斜位检测
像分离集合	远注视	水平集合检测	远距水平聚散力检测	远距水平双眼异动检测
		垂直集合检测	远距垂直聚散力检测	远距垂直双眼异动检测
	近注视	水平集合检测	近距水平聚散力检测	近距水平双眼异动检测
		垂直集合检测	近距垂直聚散力检测	近距垂直双眼异动检测

三、像分离检测屈光矫正镜度的设置

1. 相关书籍对矫正镜度的设置

检测像分离"远/近注视""眼位/集合"的检测中，必然离不开屈光矫正镜度的设置，目前国内书籍上对这一设置并不统一，表 8-2 就是最典型的屈光矫正镜度的不同设置方法。

表 8-2　国内书籍关于 Von Graefe 法眼位、集合检测屈光度设置比较

检测项目		第一种①	第二种②	第三种③	第四种④
隐斜	远距水平	远距屈光矫正度	远距屈光矫正度	远屈光矫正度	完全屈光矫正度（无远、近距）
	远距垂直				
	近距水平			近屈光矫正度	
	近距垂直		近距屈光矫正度		
集合	远距水平	远距屈光矫正度（无远、近距）	远距屈光矫正度	远屈光矫正度	完全屈光矫正度（或佩戴矫正镜）
	远距垂直				
	近距水平		近距屈光矫正度	近屈光矫正度	
	近距垂直				

① 瞿　佳主编．视光学理论和方法．2004．
② 倪海龙编著．实用综合验光仪技术．2005．
③ 王光霁主编．视光学基础．2005．
④ 高雅萍主编．眼屈光检查．2012．

2. 正确的屈光矫正镜度的设置方法

像分离双眼视机能检测时设置屈光矫正镜度，读者看了不同的视光学书籍则会得出不同的结果。这种情况，必然会造成同样的方法得出不一致数据的现象，这种不统一的设置检测出来的结果在比较学意义上显然会造成分歧。

像分离双眼视机能检测的屈光矫正镜度正确的设置有以下两个规律。

（1）使用与检测距离相适应的屈光矫正镜度　进行像分离远距离双眼视机能检测，一定要用远用屈光矫正镜度；进行去融像近距离双眼视功能检测，一定要用近用屈光矫正镜度。倘若被测者看远看近使用的是同一副眼镜，那在检测时，就一律使用这副眼镜的屈光矫正镜度数据。

（2）根据检测目的选用相应的屈光矫正镜度

① 考察被测者习惯性像分离双眼视机能时，应当使用其老处方的屈光矫正数据，即现实戴用眼镜的屈光矫正镜度。

② 如果要考察诱发性像分离双眼视机能的状况，则要使用新检测出来的主观验光屈光矫正数据。

③ 被测者是使用老视眼镜的老视眼，在检测近距离像分离双眼视机能时则需要使用老视镜。

④ 对于没有戴眼镜经历的被检测者，检测时则需使用平光镜片作为检测用镜。

四、像分离功能的检测概要

1. 像分离双眼视机能检测的条件

（1）使用三棱镜作为检测辅助用镜

1）检测像分离眼位的棱镜设置　双眼使用基底方向正交的三棱镜，常规

设置如下。

① 右眼设置：12$^\triangle$BI（基底向内）；或 10$^\triangle$BI（基底向内）。

② 左眼设置：6$^\triangle$BU（基底向上）。

2）检测像分离集合的棱镜设置　初始设定：0$^\triangle$基底方向朝内。

（2）检测距离

① 远距离：5～6 米（国外多采用 6 米，国内多以 5 米为检测距离，两者差异很小）。

② 近距离：0.4 米。

2. 像分离双眼视机能检测的基本方法

（1）像分离眼位检测的过程　确认两眼所见视标的两次对齐。

1）四种眼位

① 远注视：水平眼位、垂直眼位。

② 近注视：水平眼位、垂直眼位。

2）方法

① 减少棱镜度，至两眼对齐。

② 继续减少棱镜度，至两个视标再次反向分离。

③ 逐渐增加棱镜度，至两个视标再次对齐。

（2）像分离集合检测的过程　确认三个点的棱镜度。通过增加、减少使用三棱镜度，分别找到相关检测的以下三个点。

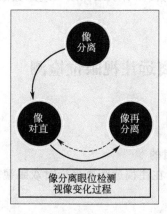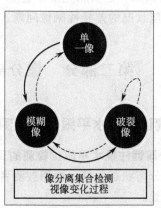

① 模糊点：通过逐渐加大棱镜度，达到被测者报告双眼视像模糊；斜位检测，没有模糊点。

② 分裂点：继续加大棱镜度，至双眼单一视像分裂为二。

③ 恢复点：稍增加棱镜度（2$^\triangle$～3$^\triangle$）后，即可减小棱镜度，至双眼的双眼视像由二合成为一。

（3）棱镜度的增减速度

① 眼位检测：1$^\triangle$/秒。

② 集合检测：2△/秒。

3. 像分离双眼视机能检测的实施准则

① 了解被测者的视觉习惯（视距、偏好）。

② 检测应有针对性：根据具体情况（年龄、症状等），选择有必要检测的检测项目列入实施检测程序。

③ 选择检测项目，应以远距屈光矫正、近距屈光矫正两种用途进行选择。

④ 检测应按计划依序不间断地进行。

⑤ 检测应在屈光矫正条件下进行。

4. 像分离双眼视机能检测的实践

（1）原戴眼镜戴用情况　了解原戴眼镜初始戴用时的适应状况，有可能会对当前的现实问题提供必要的信息。

（2）原戴眼镜屈光矫正镜度

① 戴用原戴眼镜不宜检测双眼的融像功能，只能将其原戴眼镜的矫正镜度设定在综合验光仪上进行测定。

② 所得结果，应为被测者已经适应的原戴眼镜与双眼联合屈光状态存在的双眼融像功能问题。

（3）新检测的屈光矫正镜度

① 新屈光矫正镜度已经留置在综合验光仪上。

② 所得结果，是新屈光矫正镜度与被测者双眼裸眼（或原戴眼镜的镜眼）状态融像功能状况的差异性融像问题。

第二部分　像分离远注视眼位检测

一、像分离远注视水平眼位的检测

1. 像分离远注视水平眼位检测的目的

创建像分离状态条件，检测被测者在注视远距离目标时双眼视轴在水平方向的相对位置。

2. 像分离远注视水平眼位的检测设置

（1）综合验光仪的初始设置

① 镜度设置：选用适合的远用屈光矫正镜度。

② 瞳距设定：远用瞳距。

③ 旋转棱镜（Risley棱镜）设置：

a. 右眼放置用于测量的棱镜：12△BI；

b. 左眼放置用于分离的棱镜：6△BU。

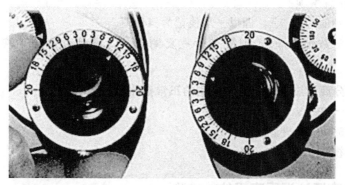

（2）视标选择　远用视力表的单个视标。这一视标应属于视力较差眼最佳视力的上一行视标。

（3）双眼视像分离状况

① 右眼视像：在右上方。

② 左眼视像：在左下方。

具体所见如左图。

3. 检查操作

（1）确认被测所见视像（如位置不理想，应加大右眼棱镜度，或将左眼棱镜底朝向改为向下）。

（2）视像位置正常

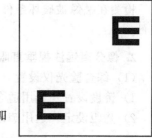

① 降低右眼 BI 棱镜度，右上方视标向左移动（右图）。

② 继续降低右眼 BI 棱镜度，上方视标向左移动至视野左上方（左图），记录此时遗留的棱镜度和基底朝向。

③ 向同方向继续调整旋转棱镜度（即继续减少右眼 BI 棱镜度），直至两个视标再次重新分开，一个视标在左上方，一个在右下方。

④ 反方向转动旋转棱镜，直至两个视标重新对直。记录此时的棱镜度和基底朝向。

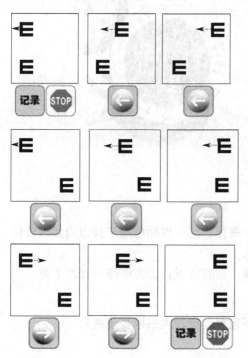

（3）注意事项

① 记录值均在 $3^\triangle$，即以平均值记为斜位值。

② 有一数值＞$3^\triangle$，则需重新重复测量，以最接近值的平均值记为斜位值。

4. 像分离远注视水平眼位检测的正常参照值

① $0^\triangle \sim 2^\triangle$exo（外斜位）。

② $0.5^\triangle$exo（外斜位）。

③ 老视眼：$1^\triangle$eso（内斜位）。

二、像分离远注视垂直眼位的检测

1. 像分离远注视垂直眼位检测的目的

检测在融像被破坏条件下，注视远距离目标时双眼视轴在垂直方向的相对位置。

2. 像分离远注视垂直眼位的检测设置

（1）综合验光仪设置

1）镜度设置　选用适合的远用屈光矫正镜度。

2）瞳距设定　远用瞳距。

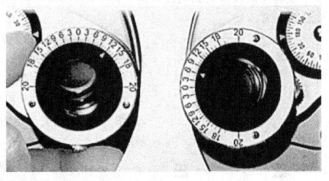

3）旋转棱镜（Risley 棱镜）设置

① 右眼放置：$12^\triangle$BI，用于分离。

② 左眼放置：$6^\triangle$BU，用于测量。

（2）视标选择　远用视力表的单个视标。这一视标应属于视力较差眼最佳视力的上一行视标。

（3）双眼视像分离状况　①右眼像：在右上方；②左眼像：在左下方。

3. 检查操作

（1）确认被测所见视像（如位置不理想，应加大右眼棱镜度）。

（2）视像位置正常

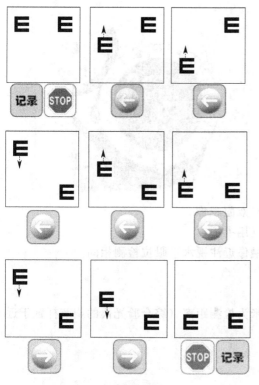

① 降低左眼 BU 棱镜度，左下视标向上移动。直至两个视标排成一行，记录此时遗留的棱镜度和基底朝向。

② 继续降低左眼 BU 棱镜度，下方视标向上移动至视野左上方（中图）。

③ 向反方向，即增大左眼 BU 棱镜度，直至两个视标再次排成一行（右下图），记录此时遗留的棱镜度和基底朝向。

（3）求两次记录的平均值。

4. 像分离远注视垂直眼位检测的正常参照值

正位（没有眼位偏斜）。

第三部分　像分离近注视眼位检测

一、像分离近注视水平眼位的检测

1. 像分离近注视水平眼位检测的目的

检测在融像被破坏条件下，注视近距离目标时双眼视轴在水平和垂直方向的相对位置。也可以用此法检测 AC/A 值。

2. 像分离近注视水平眼位检测设置

（1）综合验光仪设置

1）镜度设置　选用适合的近用屈光矫正镜度。

2）瞳距设定　近用瞳距。

3）旋转棱镜（Risley 棱镜）设置

① 右眼放置：12△BI，用于检测测量。

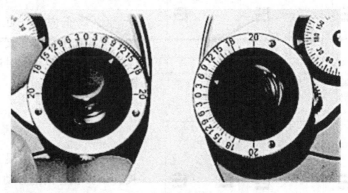

② 左眼放置：6△BU，用于分离双眼视像。

（2）视标选择　近用检测杆、近用视标。

（3）双眼视像分离状况：与去融像近注视水平眼位检测相同。

① 右眼视像：在右上方。

② 左眼视像：在左下方。

（4）检测距离　近注视以 0.4 米为检测距离（综合验光仪的调节杆置于近距测量状态的最佳距离为 0.4 米）。

3. 检查操作

（1）确认被测所见视像

1）一个视像在右上方、一个在左下方，即可进入检测。

2）如只看到一个视标

① 检查眼的视线是否存在被阻隔的现象。

a. 有遮挡的话，去除遮挡因素；

b. 无遮挡，可以通过交替遮盖被测者的眼，帮助其进行视标的空间定位。确认一个视像在右上方、一个在左下方，即可进入检测。

② 如果视像恰好相反（即一个视像在左上方、一个在右下方），应加大右眼棱镜度（将左眼棱镜基底朝向改为向下），至一个视像在右上方、一个在左下方时，再进入检测。

（2）视像位置正常

① 降低右眼 BI 棱镜度（速度：2△/秒），右上方视标向左移动。

② 继续降低右眼 BI 棱镜度，将上方视标向左移动至视野左上方与左下方的视标对直，记录此时棱镜度和基底朝向。

③ 向同方向继续调整旋转棱镜（即继续减少右眼 BI 棱镜度），直至两个视标再次重新分开，一个视标在左上方，一个在右下方。

④ 反方向转动旋转棱镜，直至上、下两个视标重新对直。记录此时的棱镜度和基底朝向。

⑤ 将两次记录的数值相加除以 2 所得数值就是检测的结果。

（3）注意事项

① 记录值均在 3△ 之内，即以平均值记为斜位值。

② 有一数值＞3△，则需重新重复测量，以最接近值的平均值记为斜位值。

4. 像分离近注视水平眼位检测的正常参照值

① 0～2△exo（外斜位）。

② 0.5△exo（外斜位）。

③ 老视眼：1△eso（内斜位）。

二、像分离近注视 AC/A 检测

1. 近注视水平隐斜位检测的 AC/A 测量

（1）操作方法　在像分离近注视水平眼位检测后，保留被测者眼前的近用屈光矫正镜度。

① 增加＋1.00D（或增加－1.00D）球镜度，观察近注视眼位的变化。

② 检测眼位的变化量，并记录。

a. 增加＋1.00D：眼位向外隐斜方向偏移，即 exo（外隐斜）增大，eso（内隐斜）减小。

b. 增加－1.00D：眼位向内隐斜方向偏移，即 eso（内隐斜）增大，exo（外隐斜）减小。

③ 记录：增加镜度前、后的变化量就是 AC/A 值。

（2）核定 AC/A 值　增加镜度前、后检测得到的隐斜度的差，就是被测者即时的 AC/A 值。

2. 近注视隐斜位记录

（1）常规记录项目　棱镜度、隐斜视方向。

（2）包含 AC/A 的记录项目

① 棱镜度、隐斜视方向。

② 加用透镜的镜度、新的棱镜度、隐斜视方向、AC/A 比值。

如：2△exo，－1.00D/2△eso，AC/A：4/1。

上一行记录所记录的内容依次为：2 棱镜度外隐斜；增加－1.00D 后为 2 棱镜度内隐斜；AC/A 为 4∶1。

3. AC/A 正常值

4△±2△/1。

三、像分离近注视垂直眼位的检测

1. 像分离近注视垂直眼位检测的目的

检测在融像被破坏条件下，注视近距离目标时双眼视轴在垂直方向的相对位置。

2. 像分离近注视垂直眼位检测设置

（1）综合验光仪设置

1）镜度设置　选用适合的近用屈光矫正镜度。

2）瞳距设定　近用瞳距。

3）旋转棱镜（Risley 棱镜）设置

① 左眼放置：$6^\triangle$BU，用于检测测量。

② 右眼放置：$12^\triangle$BI，用于分离双眼视像。

（2）视标选择　近用检测杆、近用视标。

（3）双眼视像分离状况　右眼像在右上方；左眼像在左下方。

（4）检测距离　近注视以 0.4m 为检测距离。

3. 检查操作

（1）确认被测所见视像

1）一个视像在右上方、一个在左下方，即可进入检测。

2）如只看到一个视标

① 检查眼的视线是否存在被阻隔的现象。

a. 有遮挡的话，去除遮挡因素；

b. 无遮挡，可以通过交替遮盖被测者的眼，帮助其进行视标的空间定位。确认一个视像在右上方、一个在左下方，即可进入检测。

② 如果视像恰好相反（即一个视像在左上方、一个在右下方），应加大右眼棱镜度（将左眼棱镜基底朝向改为向下），至一个视像在右上方、一个在左下方时，再进入检测。

（2）视像位置正常

① 降低右眼 BU 棱镜度（速度：$2^\triangle$/s），左下方视标向上移动。

② 继续降低右眼 BU 棱镜度，至被测者报告两个视标在同一水平线上。记录此时棱镜度和基底朝向。

③ 向同方向继续调整旋转棱镜度（即继续减少右眼 BI 棱镜度），直至两个视标再次重新分开，一个视标在左上方，一个在右下方。

④ 反方向转动旋转棱镜，直至两个视标重新在同一水平线上。记录此时的棱镜度和基底朝向。

（3）注意事项

① 记录值均<$2^\triangle$，即以平均值记为斜位值。

② 有一数值>$2^\triangle$，则需重新重复测量，以最接近的两个数值的平均值记为斜位值。

4. 像分离近注视垂直眼位检测的正常参照值

无偏位。

四、像分离远、近注视眼位检测的正常值

见表 8-3。

表 8-3　像分离远、近注视眼位检测的正常值一览表

注视距离	方向	正常参照值		
		预期值	平均误差	正常范围
远距注视	水平	$1^\triangle$exo(外隐斜)	$\pm2^\triangle$	$0^\triangle\sim2^\triangle$
	老视水平	$1^\triangle$eso(内隐斜)	$\pm1^\triangle$	
	垂直	无偏斜		
近距注视	水平	$3^\triangle$exo(外隐斜)	$\pm5^\triangle$	$0^\triangle\sim6^\triangle$
	老视水平	$8^\triangle$exo(外隐斜)	$\pm3^\triangle$	
	垂直	垂直	无偏斜	
AC/A		$4^\triangle\pm2^\triangle/1$		

第四部分　像分离远距集合功能检测

一、像分离集合功能检测概要

1. 像分离集合功能检测的目的

① 在双眼视像分离的条件下，检测注视远、近距离目标时双眼视轴的相对位置，以确定保持正常双眼单视集合能力。

② 为制订更合理的配镜方案积累必要的数据。

2. 像分离集合功能检测的棱镜设置

棱镜基底方向的设置；与检测方向呈正交状态（相互垂直）。

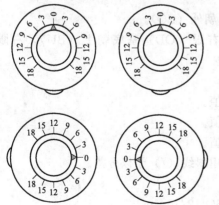

（1）水平聚散力

① 调节轮居于下方（左图）基底朝外（或朝内）。

② 初始设置：$0^\triangle$。

（2）垂直聚散力

① 调节轮居于颞侧方（左下图）基底朝外（或朝内）。

② 初始设置：$0^\triangle$。

3. 像分离集合检测视标的设定

（1）检测距离

① 远注视：6 米（实践中多用 5 米）。

② 近注视：0.4 米（实践中也有人使用 0.33 米）。

（2）检测视标

① 水平集合力：单列视标。

② 垂直集合力：单行视标。

集合检测一般选择以单列视标（水平集合力）、单行视标（垂直集合力）作为常例，也可以用单个视标作为检测用视标（目前，国内教科书多以单个视标作为像分离集合功能检测的视标）。

4. 像分离集合检测中的视像

（1）检测操作

① 水平集合检测：双眼同时增加（或减少）棱镜度。

② 垂直集合检测：单眼增加棱镜度。

（2）检测中双眼的视像

① 初始视像：单个视标。

② 检测数值判定与被测者的视像变化：

a. 确认模糊点的棱镜度值：单个清晰视标→单个模糊视标。

b. 确认分裂点的棱镜度值：单个模糊视标→视标水平分裂为 2。

c. 确认恢复点的棱镜度值：视标水平分裂为 2→重新恢复为单个清晰视标。

5. 像分离集合检查结果记录

（1）须注明检测的内容

① 检测距离：远距离；近距离。

② 检测方向：水平；垂直。

③ 棱镜基底朝向：

a. 水平集合：基底朝内（BI），基底朝外（BO）。

b. 垂直集合：一般以右眼为准。右眼（OD）基底朝上（BU），右眼（OD）基底朝下（BD）。

（2）需记录的数据

① 检测到模糊点时所使用的棱镜度值。

② 检测到分裂点时所使用的棱镜度值。

③ 检测到恢复点时所使用的棱镜度值。

④ 以上检测数据在记录时，习惯上用斜线（/）予以分割。

（3）记录举例

① 远距水平集合力：BI ×/12/6；BO 12/16/10。

② 远距垂直集合力：OD BU 12/6；BD 16/10。

6. 必要说明

（1）常规检测说明　垂直聚散力的检测中不存在调节的干预。因此，没有达到模糊点的棱镜度数据可以检测，故无须记录。

（2）检测可能遇到的情景

① 水平聚散力检测棱镜度未增减时：

a. 被测者看到两个视标，记录为：复视。

b. 被测者报告视标侧移，记录：左（或右）眼抑制。侧移方向为非抑制眼方向，背离侧移的方向则为受抑制眼的方向。

c. 遇到以上两种情况，应停止检测。

② 水平集合力检测没有模糊点，记录为：×。

③ 垂直集合力检测：一侧眼的基底朝上（BU）聚散力检测结果与另一侧眼基底朝下（BD）聚散力检测结果相等。

7. 像分离集合检测的正常参照值

见表 8-4。

表 8-4　像分离远、近注视集合检测的正常值一览表

注视距离	集合方向	基底方向	正常值		
			模糊点	分裂点	恢复点
远距离	水平	内	×	$7^\triangle \pm 3^\triangle$	$4^\triangle \pm 2^\triangle$
		外	$9^\triangle \pm 4^\triangle$	$19^\triangle \pm 8^\triangle$	$10^\triangle \pm 4^\triangle$
	垂直			$3.5^\triangle \pm 0.5^\triangle$	$1.5^\triangle \sim 2^\triangle$
近距离	水平	内	$13^\triangle \pm 4^\triangle$	$21^\triangle \pm 4^\triangle$	$13^\triangle \pm 5^\triangle$
		外	$17^\triangle \pm 5^\triangle$	$21^\triangle \pm 6^\triangle$	$11^\triangle \pm 7^\triangle$
	垂直			$3.5^\triangle \pm 0.5^\triangle$	$1.5^\triangle \sim 2^\triangle$

8. 像分离集合检测的顺序

（1）检测距离　先检测远距离集合力，再检测近距离集合力。

（2）检测方向　先检测水平集合力，再检测垂直集合力。

（3）检测棱镜选择　先检测基底朝内集合力，再检测基底朝外的集合力。

二、像分离远注视水平集合的检测

1. 像分离远注视水平集合力检测的目的

检测被测者注视远距离目标保持双眼单视时，双眼视轴在水平方向的集合能力。

2. 像分离远注视水平集合力的综合验光仪设置

（1）综合验光仪的初始设置

① 镜度设置：选用适合的远用屈光矫正镜度。

② 瞳距设定：远用瞳距。

③ 旋转棱镜（Risley 棱镜）设置：

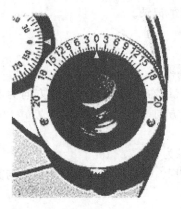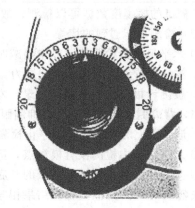

a. 双眼设置初始棱镜度：0△；

b. 水平棱镜。

（2）视标选择　选用远用视力表的单列视标为常规选择，也可选用单个视标。这一视标应为视力较差眼最佳视力的上一行视标。

3. 像分离远注视水平集合力检测前

（1）检测前叮嘱事项　叮嘱被测者注视眼前的视标，尽力保持清晰，有下列变化即刻报告。

① 视标变模糊。

② 视标由模糊变成两列。

③ 视标列向左（或向右）移动。

④ 视标由两列变成一列。

（2）验光师须知

① 被测者通过初始设置看到的只能是一列视标。若看到两列视标，则停止检测，记录为：复视。

② 变模糊，确认"模糊点"棱镜度；变两列，确认"破裂点"棱镜度；再次变成一列，确认"恢复点"棱镜度。

③ 视标向左移（或右移）时，确认抑制眼。检测中被测者看到视标有移动，说明有一只眼出现抑制现象，移动方向一定是非抑制眼前棱镜尖顶指示的方向。终止检测，记录为：□□抑制。

④ 棱镜度增减速度：1△/秒。

⑤ 检测顺序：一定要先检测基底朝内（BI）后检测基底朝外（BO）。

之所以要先检测基底朝内后检测基底朝外的原因，则是基底向外的棱镜会导致眼球内转，会因诱发调节引起调节辐辏的变化，从而使后检测的基底向内的数据出现偏差。

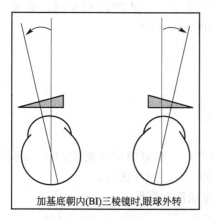
加基底朝内(BI)三棱镜时,眼球外转

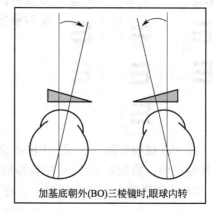
加基底朝外(BO)三棱镜时,眼球内转

4. 像分离远注视水平集合力的检测

（1）BI 棱镜检测

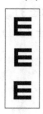
① 确认初始：单列视标清晰。

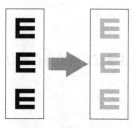
② 逐渐在双眼增加 BI 棱镜度，至被测者报告：视标已变模糊。此即 BI 模糊点，记录：双眼前棱镜度之和。

像分离远注视水平 BI 棱镜检测时，也可能没有模糊点，没有模糊点时，记录结果时以"×"符号计入检测结果。

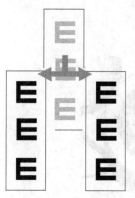
③ 继续增加 BI 棱镜度，至被测者报告：视标分离成两列。此即 BI 破裂点，记录：双眼前棱镜度之和。

④ 继续增加：两像稍离远。

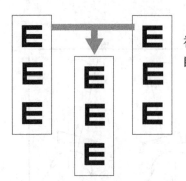

⑤ 反方向减少棱镜度，直至被测者报告：视像再次合而为一。此即 BI 恢复点，记录：双眼前棱镜度之和。

（2）BO 棱镜检测　完成 BI 棱镜检测后，将双眼前的棱镜归零。再进入 BO 棱镜检测，检测方法依 BI 棱镜检测的①～⑤顺序进行。

（3）特别说明　在这项检测中，有可能没有模糊点。

5. 像分离远注视水平集合力的正常值

（1）Morgan（成人、临床人群）

① 远距 BI：×/7/4；标准差：×/±2/±1（也有人认为：×/±3±3）。

② 远距 BO：9/19/10；标准差：±2/±6/±2（也有人认为：±4/±8±4）。

（2）Salandin and Sheedy（成人、非临床人群）

① 远距 BI：×/8/5；标准差：×/±3/±3。

② 远距 BO：15/28/20；标准差：±7/±10/±11。

三、像分离远距垂直集合功能检测

1. 像分离远注视垂直集合力检测的目的

检测被测者注视远距离目标保持双眼单视时，双眼视轴在垂直方向的集合能力。

2. 像分离远注视垂直集合力的综合验光仪设置

（1）综合验光仪的初始设置

① 镜度设置：选用适合的远用屈光矫正镜度。

② 瞳距设定：远用瞳距。

③ 旋转棱镜（Risley 棱镜）设置：

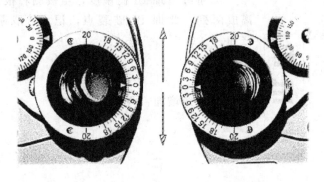

a. 双眼设置初始棱镜度：0△；

b. 垂直棱镜。

（2）视标选择　选用远用视力表的单行视标为常规选择，也可选用单个视标。这一视标应为视力较差眼最佳视力的上一行视标。

3. 像分离远注视垂直集合力检测前

（1）检测前叮嘱事项　叮嘱被测者注视眼前的视标，尽力保持清晰，有下列变化即刻报告。

① 视标变成两行。

② 视标由两行变成一行。

（2）验光师须知

① 被测者通过初始设置看到的只能是一行视标，不可以看到有双行、双影的情况。若出现双行、双影现象，停止检测，记录为：复视。

② 像分离垂直集合力检测不存在模糊点，变两行，确认"破裂点"棱镜度；再次变成一行，确认"恢复点"棱镜度。

③ 棱镜度增减速度：1△/秒。

④ 检测顺序：验光师一般习惯于先检测基底朝上（BU）后检测基底朝下（BD）。

4. 像分离远注视水平集合力的检测

（1）BU 棱镜检测

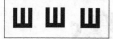 ① 确认初始：单行视标清晰。

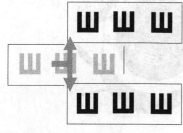

② 在右眼前逐渐增加 BU 棱镜度，至被测者报告：视标分离成两行。此即 BU 破裂点，记录：基底朝上（BU）的棱镜度值。

③ 继续增加 2～3 棱镜度使两像稍离远；

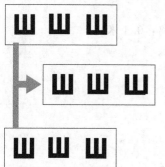

④ 反方向减少棱镜度，直至被测者报告：视像再次合而为一。此即 BU 恢复点，记录：基底朝上（BU）的棱镜度值。

（2）BD 棱镜检测　完成 BU 棱镜检测后，双眼前的棱镜度不归零，保持 BU 检测中恢复点的棱镜度。再进入基底朝下（BD）棱镜检测，检测方法依照 BU 棱镜检测的①～④顺序进行。

（3）特别说明　在这项检测中，有可能没有模糊点。

5. 像分离远注视水平集合力的正常值

破裂点：$3^\triangle \sim 4^\triangle$；恢复点：$1.5^\triangle \sim 2^\triangle$。

第五部分　像分离近注视集合的检测

一、像分离近注视水平集合的检测

1. 像分离近注视水平集合检测的目的

检测被测者在注视近距离目标时维持双眼单视在水平方向上的集合能力。

2. 像分离近注视水平集合检测的设置

（1）综合验光仪的初始设置

① 镜度：选用适合的近用屈光矫正镜度。

② 棱镜：与远用集合力检测设置相同。

调节轮居于下方。

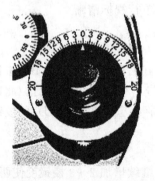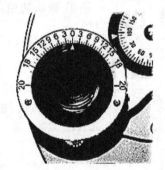

③ 近用视力卡悬挂杆：近用检测位。

（2）近用调节杆置于近距检测位置（检测距离：0.4 米）。

（3）选用视标：近用视力表 0.6～0.8 的视标。

（4）照明：近用辅助光照明。

3. 像分离近注视水平集合的检测

（1）确认被测所见视像

① 被测者看到一列视标，即可进入检测。

② 如看到两列视标：结束检测，记录：复视。

③ 检测前叮嘱：同像分离远注视水平集合力检测。

（2）检测程序

① 同时增加双眼前基底向内（BI）棱镜度（速度：1△/秒）。

② 继续增加双眼 BI 棱镜度，所见视标变模糊时，记录两眼前棱镜度之和，此值即模糊点的测量值。如无模糊点，记录时用"×"符号记录。

③ 向同方向继续增加两眼前基底向内（BI）棱镜度，直至模糊视标转变为两列视标，记录两眼前棱镜度之和，此值即分裂点的测量值。

④ 继续略增大（2△～3△）双眼前基底向内（BI）棱镜度，使两列视标的距离稍增大。

⑤ 减少基底向内（BI）棱镜度，直至被测者报告：视标又变成一列，记录两眼前棱镜度之和，此值即恢复点的测量值。

⑥ 进行基底向外（BO）检测，检测程序依基底向内（BI）①～⑤进行。

4. 像分离近注视水平集合力正常值

（1）Morgan 期待值（成人、临床人群调查结果）

① 近距基底朝内（BI）：13/21/13；标准差：±4/±4/±5。

② 近距基底朝外（BO）：17/21/11；标准差：±5/±6/±7。

（2）Satadin and Sheedy 期待值（成人、非临床人群）

① 近距基底朝内（BI）：14/19/13；标准差：±4/±4/±5。

② 近距基底朝外（BO）：22/30/23；标准差：±8/±12/±11。

二、像分离近注视垂直集合的检测

1. 像分离近注视垂直集合检测的目的
检测被测者注视远距离目标保持双眼单视时，双眼视轴在垂直方向的聚散能力。

2. 像分离近注视垂直集合检测的设置

（1）综合验光仪的初始设置

① 镜度设置：选用适合的近用屈光矫正镜度。

② 瞳距设定：近用瞳距。

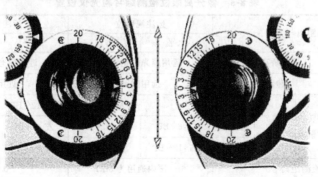

（2）棱镜设置与调整

① 双眼设置初始棱镜度：0$^\triangle$。

② 双眼棱镜形式：垂直方向棱镜（基底可朝上或下方向调整）。

左、右眼的调节轮均置于颞侧。

③ 1$^\triangle$/s 为棱镜度增速。

3. 像分离近注视垂直集合的检测

（1）右下聚散力检测

① 逐渐增加右眼基底朝上（BU）的棱镜度。

② 至视标裂变为两个时，记录右眼所使用的 BU 棱镜度，此即为破裂点测量值。

③ 继续加大棱镜度，使视像分离更清晰。

④ 逐渐减少右眼的 BU 棱镜度。

⑤ 至双眼视像重新合二为一，记录右眼的 BU 棱镜度，此即为恢复点测量值。

（2）右上聚散力检测

在右眼使用基底朝下（BD）的棱镜，检测方法依基底朝上（BU）①~⑤进行。

4. 像分离近注视垂直集合的正常值

① 破裂点：3$^\triangle$~4$^\triangle$。

② 破裂点：3$^\triangle$~4$^\triangle$。

③ 恢复点：1.5$^\triangle$~2$^\triangle$。

第六部分　像分离双眼视机能检测设置与检测结果

一、像分离双眼视机能检测设置与正常值

1. 像分离眼位检测综合验光仪设置

见表 8-5。

表 8-5　像分离眼位检测综合验光仪设置

检测距离与方向			远注视眼位		近注视眼位	
			水平	垂直	水平	垂直
验光仪设定	屈光矫正度		远用屈光矫正镜度		近用屈光矫正镜度	
	瞳距		远用瞳距		近用瞳距	
	旋转棱镜	设置	左眼:6$^\triangle$BU;右眼:12$^\triangle$BI			
		分离	左:6$^\triangle$BU	右:12$^\triangle$BI	左:6$^\triangle$BU	右:12$^\triangle$BI
		测量	右:12$^\triangle$BI	左:6$^\triangle$BU	右:12$^\triangle$BI	左:6$^\triangle$BU
检测距离			6m(国内通用为5m)		0.4m	

2. 像分离集合检测综合验光仪设置

见表8-6。

表8-6 像分离眼位检测综合验光仪设置

检测距离与方向			远注视眼位		近注视眼位	
			水平	垂直	水平	垂直
验光仪设定	屈光矫正度		远用屈光矫正镜度		近用屈光矫正镜度	
	瞳距		远用瞳距		近用瞳距	
	旋转棱镜	设置	左眼:6△BU;右眼:12△BI			
		作用 分离	左:6△BU	右:12△BI	左:6△BU	右:12△BI
		作用 测量	右:12△BI	左:6△BU	右:12△BI	左:6△BU
	检测距离		6m(国内通用为5m)		0.4m	

3. 像分离集合检测综合验光仪设置

见表8-7。

表8-7 像分离各种检测正常值（期望值）一览表

检查项目			标准	平均误差	标准范围
像分离远注视	水平眼位		1exo	2	0~2
	垂直眼位				
像分离近注视	水平眼位		3exo	5	0~6
	垂直眼位				
像分离远注视	水平集合（基底朝内）	模糊点	无模糊		
		破裂点	7	3	5~9
		恢复点	4	2	3~5
	水平集合（基底朝外）	模糊点	9	4	7
		破裂点	19	8	15~23
		恢复点	10	4	8~12
	垂直集合	模糊点	无模糊		
		破裂点	3~4		
		恢复点	1.5~2		
像分离近注视	水平集合（基底朝内）	模糊点	13	4	11~15 或无模糊
		破裂点	21	4	19~23
		恢复点	13	5	10~16
	水平集合（基底朝外）	模糊点	17	5	14~20 或无模糊
		破裂点	21	6	18~24
		恢复点	11	7	7~15
	垂直集合	模糊点	无模糊		
		破裂点	3~4		
		恢复点	1.5~2		

二、调节功能紊乱验光方法的比较选择

见表 8-8。

表 8-8　调节功能紊乱者可选用的验光方法的比较

方法	散瞳验光	雾视验光	延迟主观验光	中和内斜主观验光
药品	散瞳药	—	—	—
仪器	检影镜	综合验光仪或试镜架	综合验光仪	综合验光仪
调节控制	完全消除调节	调节可能随时被唤醒	调节控制比较理想	
生理适应效应	≤0	≥0	≥0	≥0
检测舒适程度	有畏光、径深觉下降	没有	没有	没有
复验	必须	必要性极小	必要性极小	必要性极小
检测风险	有	没有	没有	没有
检测结果	不能直接用于配镜	可以直接用于配镜		

第九章

眼位、眼的运动与双眼视像

第一部分　眼球运动与眼位

一、眼的运动概念

1. 眼的运动

（1）运动的目的　实现双眼单视，发挥双眼的视觉功能（双眼同视、双眼视像融合、立体视觉）。

（2）运动的原因　注视目标与双眼的光路方向与两者相对的运动形式。即目标的位置与运动是眼球运动的决定因素。

（3）运动的主体　运动的承担者：眼外肌。共有 12 条，每只眼有 6 条（四条直肌、两条斜肌）。

（4）运动的动力　各条眼外肌间的协同、拮抗关系的自动有序的生理调整机制，通过眼外肌间有序的收缩与舒张来提供眼球有效运动的动力。

2. 眼外肌的走行

（1）直肌

① 起点：球后的总腱环。

② 走行方向：自后向前。

③ 止点：肌腱附着于眼球赤道前方的巩膜处。

（2）斜肌

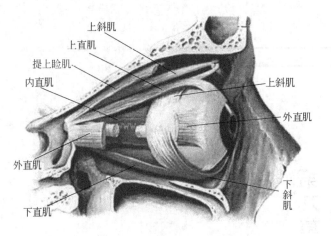

眼外肌（右眼）走行示意图

① 起点：

a. 上斜肌：总腱环。

b. 下斜肌：眼眶下壁的前内侧。

② 走行方向：自前向后。

a. 上斜肌：经上、内直肌之间，沿眶上壁内侧前行穿过滑车，转向后外走行。

b. 下斜肌：经下直肌下方向后。

③ 止点：

a. 上斜肌：眼球巩膜赤道后方的上部。

b. 下斜肌：眼球巩膜外侧赤道后方的下部。

3. 眼球运动方向及称谓

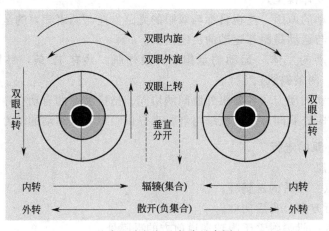

眼球运动方向及名称示意图

4. 眼外肌的作用、协作肌及拮抗肌

（1）单眼运动在第一眼位的协作肌和拮抗肌　见表9-1。

表 9-1　单眼运动在第一眼位时眼外肌的运动协同肌、拮抗肌的关系

眼外肌		作用		运动协作肌	运动拮抗肌	
类型	名称	主要作用	辅助作用		主导拮抗肌	辅助拮抗肌
眼外直肌	内直肌	内转		上直肌、下直肌	外直肌	上斜肌、下斜肌
	外直肌	外转		上斜肌、下斜肌	内直肌	上直肌、下直肌
	上直肌	上转		下斜肌	下直肌	上斜肌
			内转	内直肌、下直肌		上斜肌、外直肌、下斜肌
			内旋	上斜肌		下斜肌、下直肌
	下直肌	下转		上斜肌	上直肌	下斜肌
			内转	内直肌、上直肌		上斜肌、外直肌、下直肌
			外旋	下斜肌		上斜肌、上直肌
眼外斜肌	上斜肌	内旋		上直肌	下斜肌	下直肌
			下转	下直肌		上直肌、外直肌
			外转	外直肌、下斜肌		上直肌、内直肌、下直肌
	下斜肌	外旋		上直肌	上斜肌	上直肌
			上转	上直肌		下直肌、上斜肌
			外转	外直肌、上斜肌		上直肌、内直肌、下直肌

（2）不同眼位眼外肌的协同拮抗关系　见表9-2。

表 9-2　不同眼位运动时眼外肌的协同与拮抗关系

第一眼位→斜方向运动时眼外肌的关系			第二眼位时眼外肌的关系		
方向	协作眼外肌	拮抗眼外肌	方向	协作眼外肌	拮抗眼外肌
上外转	外直肌	内直肌	内转	内直肌	外直肌
	上直肌	下直肌		上直肌	上斜肌
	下斜肌	上斜肌		下直肌	下斜肌
上内转	内直肌	外直肌	外传	外直肌	内直肌
	上直肌	下直肌		上直肌	上直肌
	下斜肌	上斜肌		下直肌	下斜肌
下外转	外直肌	内直肌	上转	上直肌	下直肌
	下直肌	上直肌		下直肌	上斜肌
	上斜肌	下斜肌		下直肌	上直肌
下内转	内直肌	外直肌	下转	下直肌	上直肌
	下直肌	下直肌		下直肌	上直肌
	上斜肌	下斜肌		上斜肌	下斜肌

二、眼位

1. 眼位

(1) 临床眼位

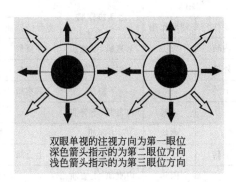

双眼单视的注视方向为第一眼位
深色箭头指示的为第二眼位方向
浅色箭头指示的为第三眼位方向

① 第一眼位：两眼向正前方注视保持双眼单视的眼位。

② 第二眼位：两眼自第一眼位向右、左或向上、下转所到达的注视的眼位。

③ 第三眼位：两眼自第一眼位向斜方向转动所到达的注视眼位。

(2) 正位眼　这里首先要说明，第一眼位与正位眼是对同一种眼的状态从不同角度概括的知识点，第一眼位指的是比较概念，强调的是眼位。正位眼指的是具体的眼，强调的是处于第一眼位的眼本身。所谓正位眼，是指在眼球融合功能部分或完全丧失的情况下，双眼仍能维持双眼视觉功能有无偏斜趋势的眼的状态。

2. 关于眼位的几个名词

(1) 回转眼位　两眼运动终止时所处的眼位，是判断眼球运动功能状况的眼位。

(2) 功能性眼位　在清醒状态下，所有动力学因素参与下所保持的眼位。

(3) 功能性休息眼位　在清醒状态下，眼球不作随意运动情况下由动力因素所产生的眼位。

(4) 视机能眼位　在动力因素条件下，保持两眼正确视觉方向，并能克服隐斜视，保持双眼单视的眼位。

(5) 解剖学眼位　在没有任何客观外界刺激状态下，以静力学因素维持近于平行的眼位（一般说来，此眼位呈 20°外展状态）。

(6) 比较性休息眼位　在动力学因素减至最小、接近解剖学眼位的眼位（此眼位呈 10°～20°外展、眼球稍上转）。这种眼位会在沉睡、全身麻醉、昏迷状态下出现。

说明：① 解剖学和比较性休息眼位的外展（10°～20°）是正常的生理现象。

② 视机能眼位有隐斜者，应当给予合理的校正。

第二部分　眼的运动检查

一、单眼运动功能检测

1. 单眼运动检测目的
检测各类斜视眼的眼外肌力量的状况。

2. 单眼运动功能检测方位
（1）正注视眼位

（2）水平注视眼位

① 右转；

② 左转。

（3）垂直注视眼位

① 上转；

② 下转。

（4）斜向主视眼位

① 右上转；

② 右下转；

③ 左上转；

④ 左下转。

3. 单眼运动正常的幅度指标
（1）水平运动

① 内转：瞳孔内缘达到上、下泪小点垂直线。

② 外转：角膜的外缘达到外眦角。

（2）垂直运动

① 上转：角膜下缘达到内、外眦眼角的连线水平线。

② 下转：角膜上缘达到内、外眦眼角的连线水平线。

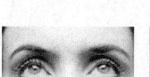

眼球上转
（直接观察即可见）

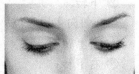

眼球下转
（将眼睑向上推起可见）

4. 单眼运动异常
（1）运动功能正常　能达到正常指标眼球无颤动者。

（2）运动功能不足

① 不能达到正常指标者。

② 能达到指标，但有眼球颤动者。

（3）运动功能过强（亢进） 超过正常指标者。

5. 记录项目

单眼运动：眼别（左、右）/眼球转动方向/运动状况（正常、不足、或亢进）。

二、双眼运动功能检测

1. 检测目的

检测各类斜视眼的眼外肌力量的状况。

2. 双眼运动功能检测方位

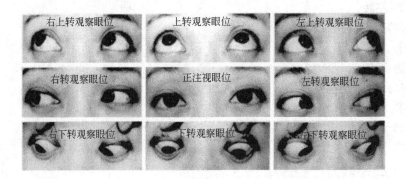

（1）正注视眼位

（2）水平注视眼位

① 右转；

② 左转。

（3）垂直注视眼位

① 上转；

② 下转。

（4）斜向主视眼位

① 右上转；

② 右下转；

③ 左上转；

④ 左下转。

3. 必须注意的问题

检测中必须注意内眦赘皮的假性内斜视的现象：内眦赘皮是一种遗传性眼

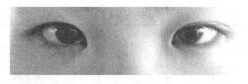

的结构特征，蒙古系人种特别多，我国华南人几乎为100％，这种内眦角前方自上而下呈顺向性或自下而上呈反向性蹼状皮肤皱褶，常常会有类似内斜视的外观表现，易被误诊为内斜视（内直肌亢进）。

4. 运动幅度的判定

请参照单眼运动的正常幅度指标进行判定。

5. 记录项目

双眼运动：眼球转动方向/眼别（左、右）的运动状况（正常、不足、或亢进）。

三、诊断六眼位运动检查

1. 意义

通过对眼外肌的运动状态的检查，对麻痹性斜视的眼外肌的机能状况进行诊断。

2. 诊断六眼位

（1）水平诊断眼位　①左转；②右转。

（2）斜向诊断眼位　①右上转；②左上转；③右下转；④左下转。

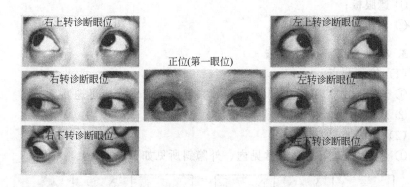

3. 运动眼位异常与麻痹罹及眼外肌的关系

见表9-3。

表9-3　诊断六眼位与眼外肌的关系

序号	运动障碍方向		罹及的眼外肌	
	方向	转动	左眼	右眼
1	水平	左转	外直肌	内直肌
2		右转	内直肌	外直肌

序号	运动障碍方向		罹及的眼外肌	
	方向	转动	左眼	右眼
3		右上转	下斜肌	上直肌
4	斜向	左上转	上直肌	下斜肌
5		右下转	上斜肌	下直肌
6		左下转	下直肌	上斜肌

4. 记录

根据检测情况，记录功能异常的眼外肌，如左眼外直肌功能异常（或左眼外直肌麻痹）。

四、眼位检查的方法

1. 检查须知

（1）要对视远、视近眼位进行检测

① 视远：6 米（国内实际检测多为 5 米）。

② 视近：0.4 米（实际检测中亦可使用 0.33 米）。

（2）对隐斜量要进行定性和定量检测。

2. 检查工具

① 遮眼板；

② 三棱镜（定量检测）。

3. 单眼：遮盖-去遮盖法

（1）检测要点

① 遮盖形式：单眼遮盖-去遮盖（去遮盖时，动作应迅速）。

② 观察注意：观察双眼转动情况。

（2）检测结果判定

① 遮盖-去遮盖检测最常见内、外隐斜所见如下图。

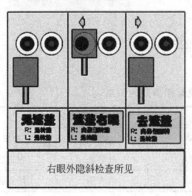

右眼外隐斜检查所见

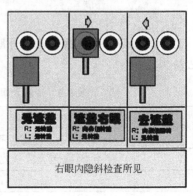

右眼内隐斜检查所见

验光操作流程图解

② 遮盖-去遮盖检测异常诊断。见表 9-4。

表 9-4　遮盖-去遮盖检测异常转动诊断一览表

检测	检测所见		诊断	
	遮盖眼	未遮盖眼	眼位	注视眼
遮盖		不动	正视位	
		外转	显性内斜视	
		内转	显性外斜视	
去遮盖	斜位→注视位	不动	隐斜视	被遮盖眼
	斜位→不动	不动	单眼显性斜视	未遮盖眼
	斜位→注视位	注视位→斜位		被遮盖眼
遮盖-去遮盖	遮挡任意一只眼,遮挡眼偏斜,去遮盖后两眼均无移动现象。		交替性斜视	

4. 双眼交替遮盖法

（1）检测方法　交替遮盖左、右眼，观察担当注视工作的眼是否转动。

（2）判定

① 检测中，双眼均无转动，为双眼正视位。

② 检测中，有双眼移动现象，说明被测者存在隐斜视、显性斜视问题。须结合角膜映光和单眼遮盖-去遮盖法进行检测。

5. 说明

① 结合三棱镜的使用，应用遮盖法可以对眼位进行定量检测。

② 在屈光检测实践中，遮盖法多用于眼位的定性检测。对眼位的定量检测多使用马氏杆与三棱镜相结合的办法进行。

第三部分　马氏杆检测

一、单侧马氏杆（Maddox's）检查

1. 检测目的

对被测者进行隐斜状况的定性与定量检测。

2. 检查须知

① 相对暗一些的照明条件；

② 准确的瞳距；

③ 被检测者双眼注视。

3. 检查设置

（1）应用完全性屈光矫正镜度。

（2）投映点状视标。

（3）应用马氏杆镜片

① 马氏杆镜片有红色、无色（习惯上称为白色），使用最多的为白色马氏杆镜片；

② 马氏杆镜片可以放置在任意一眼，实际操作中更习惯于放置在右眼。

（4）三棱镜（或三棱镜排镜，用于定量检测）。

4. 检测

（1）定性检测　单眼使用马氏杆。

1）水平隐斜视

① 内隐斜视：被测者看到的是点线左右分离的视像。使用适宜棱镜度底向内的三棱镜可使点线归一。

② 外隐斜视：被测者看到的是点线左右分离的视像。使用适宜棱镜度底向外的三棱镜可使点线归一。

2）垂直隐斜视

① 左上隐斜视：被测者看到的是点线上下分离的视像。使用适宜棱镜度底向上的三棱镜可使点线归一。

② 右上隐斜视：被测者看到的是点线上下分离的视像。使用适宜棱镜度底向下的三棱镜可使点线归一。

（2）定量检测　单眼使用马氏杆。

逐渐增加三棱镜镜度。

马氏杆镜片放置方向、隐斜类型的判定及三棱镜的定量检测时底的方向如下两图所示。下右图为水平隐斜定量检测示意图，下左图为垂直隐斜定量检测示意图。

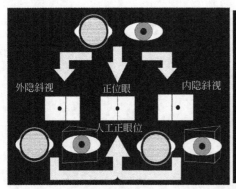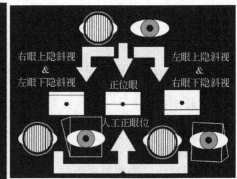

二、双侧马氏杆（Maddox's）检查

1. 检测目的

对被测者进行旋转隐斜状况的定性与定量检测。

2. 检查须知

与单侧马氏杆检测相同。

3. 检查设置

（1）应用完全性屈光矫正镜度。

（2）投映点状视标。

（3）应用马氏杆镜片

① 马氏杆镜片有红色、无色（习惯上称为白色）。既可使用两只白色（或红色）马氏杆镜片；也可以在双眼分别使用红色、白色两支镜片。

② 绝大多数验光师在实际操作中，习惯将红色马氏杆镜片放置在右眼，将白色马氏杆放置在左眼眼前。

（4）三棱镜（4$^\triangle$）　使用三棱镜是为了分离双眼的视像，一般将三棱镜放置在左眼。

（5）三棱镜（或三棱镜排镜，用于定量检测）。

4. 被测者所见视像

（1）左右眼分别使用白色马氏杆镜片

① 被测者的视野中的所见的视像如下。

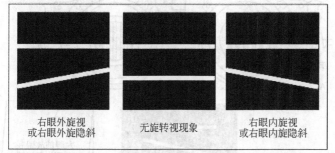

右眼外旋视或右眼外旋隐斜　　无旋转视现象　　右眼内旋视或右眼内旋隐斜

② 被测者眼前马氏杆镜片和三棱镜检测放置的方向如下。

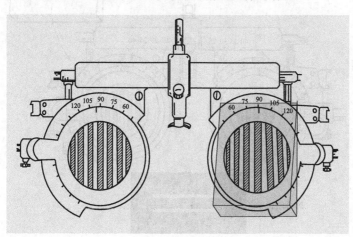

（2）两眼分别放置红、白马氏杆（右眼：红线、在下方；左眼：白线、在上方）。

在双眼均设置白色马氏杆时，被测者见到的将是两条白线。白色马氏杆及三棱镜的设置方法如下图所示。

① 被测者的视野中所见的视像如下。

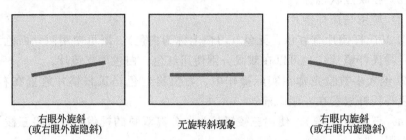

右眼外旋斜　　　　　　　无旋转斜现象　　　　　　右眼内旋斜
（或右眼外旋隐斜）　　　　　　　　　　　　　　（或右眼内旋隐斜）

② 被测者眼前马氏杆镜片和三棱镜检测放置的方向如下。

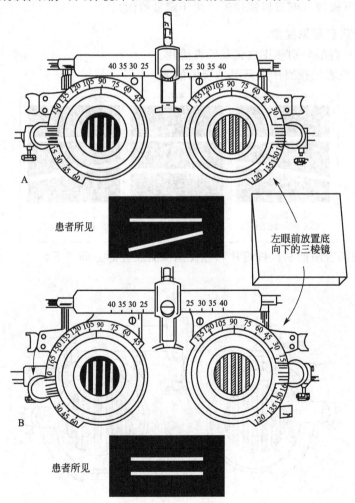

三、双三棱镜双侧马氏杆检测法

1. 双眼设置

（1）双眼　均使用白色马氏杆镜片。

（2）左眼　再放置一只双三棱镜（由两个 4△ 三棱镜底对合在一起所构成）。双三棱镜放置时，对合的底一定要正对被测者的瞳孔，将瞳孔平均分为上下两个部分。

2. 双三棱镜双侧马氏杆的检测

（1）被测者视野所见

① 三条线平行：无旋转隐斜视。

② 中间线左高右低：右眼内旋斜视（或隐斜视）。

③ 中间线右高左低：右眼外旋斜视（或隐斜视）。

（2）被测者眼前马氏杆镜片和三棱镜检测放置的方向如下。

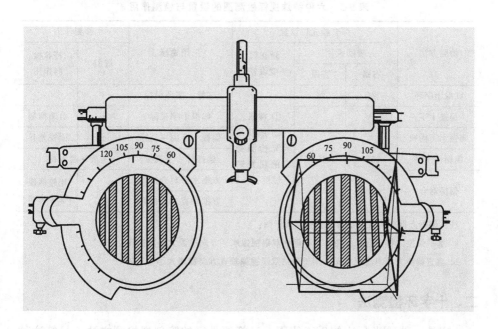

第四部分　偏振光检测

一、特殊检测图的检测

在联合使用综合验光仪和视标投影仪时，眼位的检测还可以通过以下六种特殊视标图进行检测。六种特殊视标检测图的设置与检测作用见表 9-5。

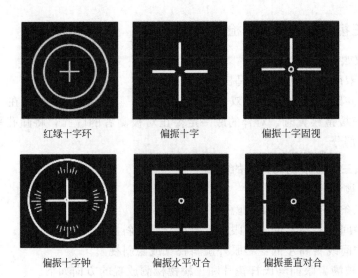

红绿十字环 　　　　偏振十字 　　　　偏振十字固视

偏振十字钟 　　　　偏振水平对合 　　　　偏振垂直对合

表 9-5　六种特殊视标检测图的设置与检测作用

检测方法	综合验光仪设置			选用视标	检测作用	
	辅助镜片		矫正镜度设置		隐斜	特殊检测作用
	右眼	左眼				
红绿十字环	红	绿	① 裸眼。② 或使用验光检测得到的屈光矫正镜度。	红绿十字环视标	+	
偏振十字				偏振十字视标	+	黄斑抑制
偏振十字固视				偏振十字固视视标	+	固视差异
偏振钟十字	135°	45°		偏振钟十字视标		旋转隐斜视
偏振对合				方框水平对合视标	+	比较两眼视像大小
				方框垂直对合视标		

注：偏振方框对合检测法有两种检测视标图：

a. 水平偏振方框对合视标图：用于评估双眼视像水平方向视像大小的比较；

b. 垂直偏振方框对合视标图：用于评估双眼视像垂直方向视像大小的比较。

二、十字环检测法

这是一种验光师比较乐于使用，又简便易行的隐斜视检测方法。尽管这种方法没有使用偏振光作为辅助光，但就其检测方法与功能方面而言，与本部分其他检测是一致的，故将这一检测也列入这一部分内。

1. 检测目的

检测被测者是否存在隐斜视；对隐斜视进行定性、定量评估。

2. 检测设置、选用视标

请参见表 9-5。

3. 被测者看到的图像

（1）双眼都可以看到的　中心的小圆环。

（2）单眼能看到部分的　右眼：红色的十字；左眼：绿色的双环。

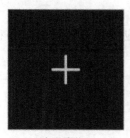

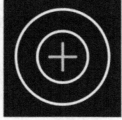

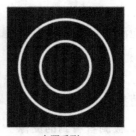

右眼看到：
红色的十字

双眼看到：
环与十字的合成

左眼看到：
绿色的双环

（3）被测者知觉到时　双眼的合成视像（上中图）。

4. 双眼合成视像的评估

（1）隐斜视的定性

①"十字"右移：内隐斜视。

②"十字"左移：外隐斜视。

③"十字"上移：左眼上（或右眼下）隐斜视。

④"十字"左移：右眼上（或左眼下）隐斜视。

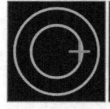

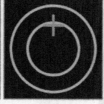

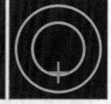

内隐斜

外隐斜

左眼上隐斜
或右眼下隐斜

右眼上隐斜
或左眼下隐斜

（2）隐斜视的定量

①十字位于圆心与内环连线的中点：$1^\triangle$。

②十字与内环交叉：$2^\triangle$。

③十字与外环交叉：$3^\triangle$。

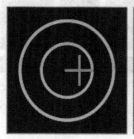

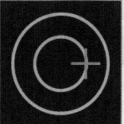

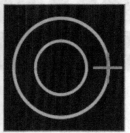

上图以内隐斜为例，其他性质隐斜判断方法，以此类推。

三、偏振十字检测法

1. 检测目的

检测被测者是否存在隐斜视；结合三棱镜应用可以对隐斜视进行定量检测。

2. 检测设置、选用视标

请参见表 9-5。

3. 被测者看到的图像

（1）右眼　两条垂直线段（下左图）。

（2）左眼　两条水平线段（下右图）。

（3）被测者知觉到是　双眼的合成视像（下中图）。

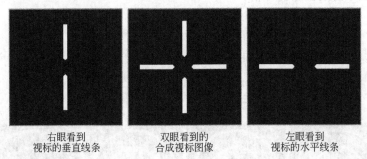

右眼看到　　　　双眼看到的　　　　左眼看到
视标的垂直线条　合成视标图像　　　视标的水平线条

4. 隐斜视的定性

根据被测者报告所看到的图像，就可以对照下列图例作出关于隐斜视类型的判断。

（1）单纯性隐斜视

① 内隐斜视：纵线右移（下第 1 图）。

② 外隐斜视：纵线左移（下第 2 图）。

③ 右上（或左下）隐斜视：横线上移（下第 3 图）。

④ 左上（或右下）隐斜视：横线下移（下第 4 图）。

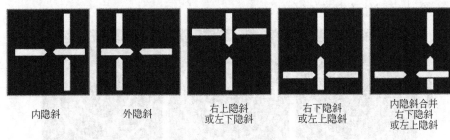

内隐斜　　　外隐斜　　　右上隐斜　　　右下隐斜　　　内隐斜合并
　　　　　　　　　　　　或左下隐斜　　或左上隐斜　　右下隐斜
　　　　　　　　　　　　　　　　　　　　　　　　　或左上隐斜

（2）复性隐斜视

① 内隐斜合并左上（右下）隐斜视（上第5图）。

② 外隐斜合并左上（右下）隐斜视（下第1图）。

③ 内隐斜合并右上（左下）隐斜视（下第2图）。

④ 内隐斜合并左上（右下）隐斜视（下第3图）。

5. 视觉抑制

（1）右眼视觉抑制　垂直线段不清晰（下第4图）。

（2）左眼视觉抑制　水平线段不清晰（下第5图）。

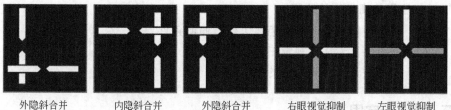

外隐斜合并　　　　内隐斜合并　　　　外隐斜合并　　　　右眼视觉抑制　　　　左眼视觉抑制
右下隐斜　　　　　右上隐斜　　　　　右上隐斜
或左上隐斜　　　　或左下隐斜　　　　或左下隐斜

6. 单眼视觉

（1）右眼单视　只能看到垂直线段，看不见水平线段。

（2）左眼单视　只能看到水平线段，看不见垂直线段。

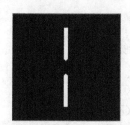

右眼单视　　　　　　　左眼单视
只看到两条纵线段　　　只看到两条横线段

四、"注视偏离" 简介

"注视偏离"，是一种在两眼异向运动及调节紧张情况下，所产生的具有双眼单视的反应性视轴偏差。关于这种感觉性眼位的微小偏差的机制、临床表现，在国内发行的书籍上尚未见到明确阐述。在此，简介如下。

"注视偏离"，又称为固视分离、固视差异、单眼固视差异、单眼注视分离。

1. 注视偏离（残存视网膜像分离）

视觉融合反射是对视网膜视像分离的一种生理性反应。一般情况下，融合反应总会小于融合的刺激，这是因为双眼视网膜视像尚未清晰时已经有双眼视像融合发生了。注视偏离现象是在双眼集合生理机制条件下形成的一种单眼视轴注视性偏差。

2. 注视偏离的症状及特征

注视偏离的症状的主要表现是视觉疲劳。其特征是：可以缓解，但会反复发生；新戴用眼镜后，有视觉疲劳症状（有人通过戴用可适应）；闭合一只眼，症状可减轻（或消失）；多发生在近距离工作时。

3. 注视偏离发生的诱因

（1）视觉负荷增大　过近距离工作、照明条件差。

（2）从事高度专注性视觉工作。

（3）屈光矫正不合理导致的棱镜效应。

五、偏振十字固视检测法

1. 检测目的

检测被测者是否存在注视偏离（残存视网膜像分离）现象。

2. 检测设置、选用视标

请参见表 9-5。

3. 被测者看到的图像

垂直偏振方框对合视标。

（1）双眼都可以看到的　中心的小圆环。

（2）只能看到部分的

① 右眼：上方和右侧的白色线段（下左图）。

② 左眼：下方和左侧的白色线段（下右图）。

（3）被测者知觉到是　双眼的合成视像（下中图）。

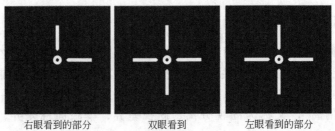

右眼看到的部分　　双眼看到合成图像　　左眼看到的部分

4. 注视偏离的类型与双眼视像

（1）水平注视分离

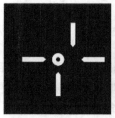 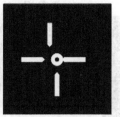

右眼水平
注视分离

右眼水平
注视交叉

1）右眼　中心的小圆环。

① 右眼水平注视分离（左图）。

② 右眼水平注视交叉（右图）。

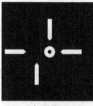 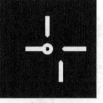

左眼水平
注视分离

左眼水平
注视交叉

2）左眼

① 左眼水平注视分离（左图）。

② 左眼水平注视交叉（右图）。

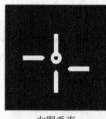 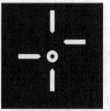

右眼垂直
注视交叉

右眼垂直
注视分离

（2）垂直注视分离

1）右眼　中心的小圆环。

① 右眼垂直注视分离（左图）。

② 右眼垂直注视交叉（右图）。

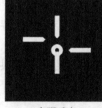 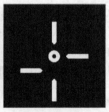

左眼垂直
注视交叉

左眼垂直
注视分离

2）左眼

① 左眼垂直注视分离（左图）。

② 左眼垂直注视交叉（右图）。

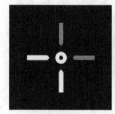 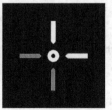

右眼视网膜
周边抑制

左眼视网膜
周边抑制

（3）周边抑制与单眼视

1）周边抑制　中心的小圆环。

① 右眼视网膜周边抑制（左图）。

② 左眼视网膜周边抑制（左图）。

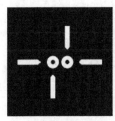
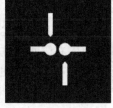

共同性内斜视　　　　　共同性外斜视

2）单眼视

① 右眼视：略。

② 左眼视：略。

（4）共同性斜视　当被测者观察到两个中间小环时，说明被测者存在共同性斜视现象。

① 共同性内斜视（左图）。

② 共同性外斜视（右图）。

5. 检测方法

（1）棱镜纠偏检查　使用的棱镜度较低，因此这种纠偏的棱镜被叫作舒解棱镜。

（2）球面镜度微调检查　通过适当增减正透镜（负透镜）改变调节与集合的生理关系，也可以起到纠正（或缓解）被测者存在的注视偏离的问题。

六、"旋转性隐斜视"简介

1. 旋转性隐斜视的概念

"旋转性隐斜视"，是一种由于上斜肌和下斜肌功能异常所导致的潜在的内旋或外旋性倾斜，但又能维持正常视觉的倾向性眼位异常。

2. 发生原因

导致"旋转性隐斜视"的原因有以下 4 个。

（1）解剖因素　眼外肌位置、走行、附着点异常所引起。

（2）光学因素　多由斜轴散光所引起。

（3）调节因素　多在眼球下转的近距离工作时出现。内、外旋均可发生，但以外旋性的旋转性隐斜视最为多见（亦有人认为：近距眼球下转时的外旋型旋转性隐斜视是调节性旋转性隐斜视的特征性指证）。

（4）神经因素　两眼同名眼外直肌麻痹、两眼上斜肌功能不足，或两眼下斜肌挛缩。

3. 旋转隐斜视的分类

（1）在眼视光学领域，习惯上分为两种。

① 光学性旋转性隐斜视。

② 特发性旋转性隐斜视。

（2）特发性旋转性隐斜视又可以分为：

① 调节性旋转性隐斜视。

② 非调节性旋转性隐斜视。

4. 常用的检测方法

（1）对旋转性隐斜视的检查有两种方法比较常用：①马氏杆双三棱镜法；

②偏振钟十字检测法。

（2）偏振钟十字视标的使用

可鉴别旋转性隐斜视是光学性，还是特发性。而鉴别旋转性隐斜视是调节性还是非调节性旋转性隐斜视，则需通过以下3种方法。

① 根据远距离、近距离散光轴位的变化，有变化则是调节性旋转性隐斜视，无变化则是非调节性的。

② 在完全屈光矫正的条件下，一只眼前加入镜度＋1.50D 的镜片，测量非雾视眼的散光轴位变化，有变化即为调节性。

③ 常瞳检影法检测近距离散光轴位的变化，比散瞳条件下（失调节）检测的结果更接近生理状态数值。

七、偏振钟十字检测法

1. 检测目的

检测被测者是否存在旋转隐斜视。

2. 检测设置、选用视标

请参见表 9-5。

3. 被测者看到的图像

垂直偏振方框对合视标

（1）双眼都可以看到的　中心的小圆环。

（2）只能看到部分的

① 右眼：中间的十字指针（下右图）；

② 左眼：周边 4 组刻度线（下左图）。

（3）被测者知觉到时　双眼的合成视像（下中图）。

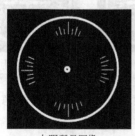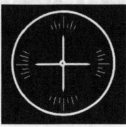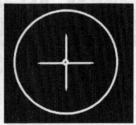

| 左眼所见图像 | 双眼同视图像 | 右眼所见图像 |

4. 检测结果的判定基本规律

（1）根据变化的部分判定左右眼　"＋"有变化为右眼，刻度线组有变化为左眼。

（2）根据对称情况判定是光学性还是特发性　指针或刻度线组分布不对称即为光学性旋转隐斜视，其余均为特发性。

（3）根据偏转方向判定正、负性　　指针相对顺时针偏转为负性旋转隐斜视，相对逆时针偏转为正性旋转隐斜视（即刻度线组相对顺时针偏转为正性旋转隐斜视，相对逆时针偏转为负性旋转隐斜视）。

表 9-6　偏振钟十字检测结果的判定方法

序号	知觉像	判定	
		眼别	类型
1	"＋"指针不垂直	右眼	光学性旋转隐斜
2	周边刻度线组不对称、间距不等	左眼	光学性旋转隐斜
3	"＋"指针顺时针偏转	右眼	负性特发性旋转隐斜
4	"＋"指针逆时针偏转	右眼	正性特发性旋转隐斜
5	周边刻度线组顺时针偏转	左眼	正性特发性旋转隐斜
6	周边刻度线组逆时针偏转	左眼	负性特发性旋转隐斜

具体判定可参照表 9-6，或下面六幅图进行。

1）光学性旋转隐斜视

右眼光学性
旋转隐斜视　　左眼光学性
旋转隐斜视

① 右眼光学性旋转隐斜视：指针部分分布不对称。

② 左眼光学性旋转隐斜视：刻度部分分布不对称。

2）特发性旋转隐斜视

右眼特发性
正旋转隐斜视　　右眼特发性
负旋转隐斜视　　左眼特发性
正旋转隐斜视　　左眼特发性
负旋转隐斜视

3）偏转角度的度量　　"＋"指针与周边刻度错位 1 小格，偏转隐斜量为 5°。

八、偏振方框对合检测法

1. 检测目的
检测被测者是否存在隐斜视，并可以对双眼视像的大小进行比较性检测。

2. 检测设置、选用视标
请参见表 9-5。

3. 被测者看到的图像

（1）垂直偏振方框对合视标

1）双眼都可以看到的 中心的小圆环。

2）单眼看到的部分

① 右眼：右半侧的框（左图）。

② 左眼：左半侧的框（右图）。

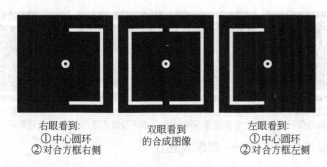

右眼看到：　　　　双眼看到　　左眼看到：
①中心圆环　　　　的合成图像　　①中心圆环
②对合方框右侧　　　　　　　　　②对合方框左侧

3）被测者知觉到时 双眼的合成视像（中图）。

（2）水平偏振方框对合视标

1）双眼都可以看到的 中心的小圆环。

2）单眼看到的部分

① 右眼：上方的半框（下左图）。

② 左眼：下方的半框（下右图）。

3）被测者知觉到是 双眼的合成视像（下中图）。

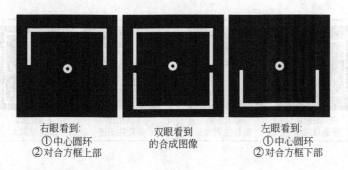

右眼看到：　　　　双眼看到　　左眼看到：
①中心圆环　　　　的合成图像　　①中心圆环
②对合方框上部　　　　　　　　　②对合方框下部

4. 两种方框对合视标的用途

（1）垂直偏振方框对合视标 检测垂直方向的隐斜视状况及双眼垂直方向上的视像大小比较。

（2）水平偏振方框对合视标 检测垂直方向的隐斜视状况及双眼垂直方向上的视像大小比较。

（3）综合（1）、（2） 可以根据双眼的合成视像质量，对隐斜视的综合状况进行综合性评估。

5. 各种对合形式判定图例

目前，验光师对方框对合试验的应用还不够广泛，绝大多数书籍在介绍这项检测中也是以水平方向和垂直这两方面的对合进行描述，这也增大了这项检测广泛应用的可能性。就当前验光现实来讲，广泛开展这项检测是非常必要的。

（1）双眼视像的比较——对称性

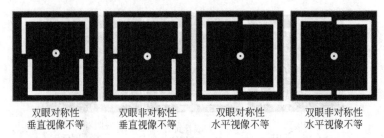

双眼对称性　　双眼非对称性　　双眼对称性　　双眼非对称性
垂直视像不等　　垂直视像不等　　水平视像不等　　水平视像不等

（2）双眼视像的比较——精细表述性

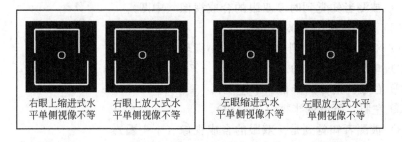

右眼上缩进式水　　右眼上放大式水　　左眼缩进式水　　左眼放大式水平
平单侧视像不等　　平单侧视像不等　　平单侧视像不等　　单侧视像不等

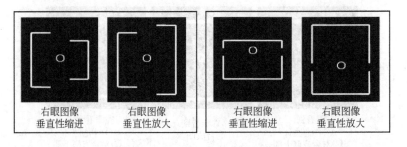

右眼图像　　右眼图像　　右眼图像　　右眼图像
垂直性缩进　　垂直性放大　　垂直性缩进　　垂直性放大

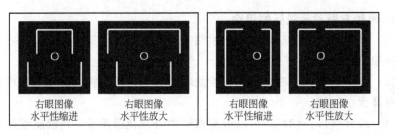

右眼图像　　右眼图像　　右眼图像　　右眼图像
水平性缩进　　水平性放大　　水平性缩进　　水平性放大

验光操作流程图解

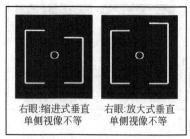

右眼:缩进式垂直 单侧视像不等	右眼:放大式垂直 单侧视像不等

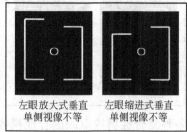

左眼放大式垂直 单侧视像不等	左眼缩进式垂直 单侧视像不等

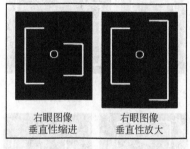

右眼图像 垂直性缩进	右眼图像 垂直性放大

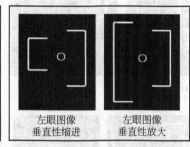

左眼图像 垂直性缩进	左眼图像 垂直性放大

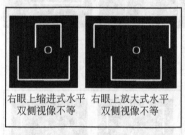

右眼上缩进式水平 双侧视像不等	右眼上放大式水平 双侧视像不等

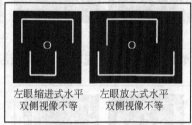

左眼缩进式水平 双侧视像不等	左眼放大式水平 双侧视像不等

这里需要特别说明，凡属对合试验在两个方向呈现不对称改变的，其两眼视像的临床改变一定是斜向的，即应是：斜向斜视或斜向隐斜视。

（3）常见斜视、隐斜视的临床对合使图像

① 各种单纯性斜视双眼的合成视像

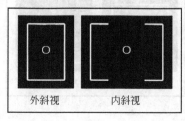

外斜视	内斜视

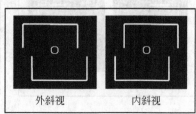

外斜视	内斜视

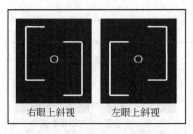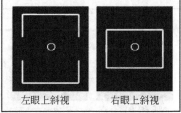

右眼上斜视　　左眼上斜视　　　　左眼上斜视　　右眼上斜视

② 各种复合性斜视双眼的合成视像

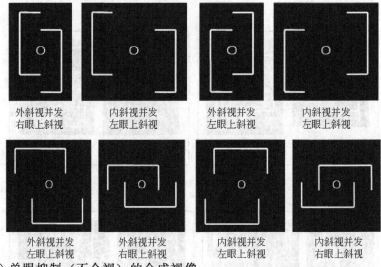

外斜视并发　　　内斜视并发　　　外斜视并发　　　内斜视并发
右眼上斜视　　　左眼上斜视　　　左眼上斜视　　　右眼上斜视

外斜视并发　　　外斜视并发　　　内斜视并发　　　内斜视并发
左眼上斜视　　　右眼上斜视　　　左眼上斜视　　　右眼上斜视

③ 单眼抑制（不全视）的合成视像

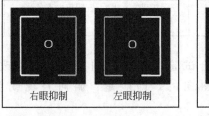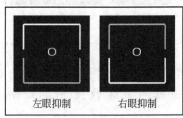

右眼抑制　　　左眼抑制　　　　左眼抑制　　　右眼抑制

④ 单眼视所见到的视像

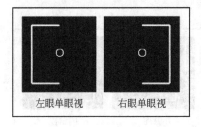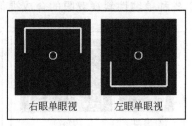

左眼单眼视　　右眼单眼视　　　右眼单眼视　　左眼单眼视

第十章

老年、青少年的验光

第一部分　给老年人验光应注意的问题

一、验光师必须熟悉的视光学症状

进入老年以后，就会发生一系列的生理变化，眼睛也会随之发生相应的组织结构与机能方面的相应变化，这些变化必然会带来一系列症状表现。没有类似经验的年轻的验光师面对这些变化和症状往往会觉得既不好理解，又不知道从何入手。对于验光师来说，了解老年人眼的生理、屈光变化是非常必要的。

1. 最常见到的视光学症状

（1）视近困难　老视眼、未矫正远视眼合并老视。

（2）视觉疲劳　老视眼、未矫正远视眼合并老视、散光矫正轴位的扭转。

（3）雾样视　早期白内障。

2. 还有可能到的视光学症状

（1）突发性视力明显下降　糖尿病、视网膜血管病变、视网膜脱离等。

（2）单侧裸眼视力低下　弱视、黄斑病变。

（3）飞蚊症　玻璃体液化。

（4）交替视力　屈光参差。

（5）潜在性隐斜视　高度近视。

3. 检测可能遇到的现象

（1）单眼矫正视力偏低　白内障、眼底病等双眼病变程度不均衡。

（2）双眼矫正视力偏低　屈光不正长期未校正导致的视觉分辨力下降。

二、对视光学症状的处置的基本对策

1. 视觉困难、视觉疲劳

准确验光、通过在模拟生活现实情境的试戴调整来确定合理的矫正反感。

2. 雾样视、飞蚊症

一般说来，有这两种症状并能到验配镜部门来的被测者，其视力都没有特别明显的减退，可以进行验光并确定屈光矫正镜度。但对雾样视者，应当建议其到眼科医院接受诊疗评估。

3. 单、双眼矫正视力偏低

宜在了解被测者眼病史和对外眼及眼底检查的基础上，来确定是即刻验光还是需要到眼科医院就诊。眼底无明显异常，可以即刻验光。眼底有明显异常者应建议被测者尽快到医院进行诊疗及评估。

三、验光中应当注意控制的关键点

1. 先验光、后选镜
2. 在矫正远用屈光矫正镜度的基础上确定近用屈光矫正镜度
3. 注意远、近用屈光矫正镜度中散光轴的差异和棱镜差异
4. 根据验光数据推荐　合理的矫正老视方案

（1）成品老花镜　无散光，双眼屈光矫正镜度一致；有轻度散光，可接受成品镜的。

（2）定配专用老花镜　双眼屈光矫正镜度不一致，散光≥0.75DC者。

（3）双光眼镜、渐进眼镜　在双光眼镜、渐进眼镜的验配方面，应注意适应证、禁忌证的掌握，不可以一味追求经济效益（关于这方面的信息，请参阅拙著《渐进眼镜原理·验光·配镜》）。

曾遇到一位低度屈光不正的省级领导戴镜者，对渐进眼镜的使用非常感兴趣，受其所请，在某个医院帮助其完成了验光配镜工作。但在实际使用中，总感觉不满意。经过与验相关人员探讨、了解，终于明白了其中的原委：这位领导在阅读文件、作报告时已经习惯摘掉眼镜做相应的工作，戴上渐进眼镜以后，总觉得看近时写字台两侧不如裸眼看的清楚，而这正是渐进眼镜周边区光度设计特点所决定的，这种情况通过验光配镜技术是无法解决的。这也说明一个有必要注意的问题：对于已经习惯摘掉眼镜看近的低度近视被测者来说，配制渐进眼镜还是以慎重为妥。

对双光眼镜、渐进眼镜的验配，一定要针对：需要兼顾远、近视觉需求，本人有配置需求者。从个人经验讲，这两种眼镜，特别是渐进眼镜，对从事教育工作的中、高度近视眼的屈光不正者则是最为适宜的。

第二部分　近用附加正镜度的检测

一、关于老视眼镜的验配

给老年人验光的重要目的之一，就是解决其视近困难、缓解视觉疲劳。验光操作的核心的内容是：确定近用附加正镜度（俗称下加光、*add*）。

1. 精确确定近用附加正镜度的基本条件
① 在远用屈光状况得到完全矫正基础上。
② 模拟现实生活、工作的环境状态中。
③ 使用适当的近用照明条件下。

所有的被测者远用屈光不正是否得到完全矫正，对验光师来说，都是需要通过屈光检测来验证的。这也就是说，对老年人的验光操作也要从检测远用屈光矫正镜度开始。

2. 定制眼镜与成品老视镜
老视镜，既可以采用购置成品老视镜的办法解决，也可以通过验光定制的办法来解决。对于第一次选用老视眼镜的被测者来说，最重要的还是验光问题，因为不少"好眼睛"的人都存在着未被矫正的屈光不正、弱视等问题，倘若仅是简简单单的用成品老视镜来处理问题，恐怕会给戴用者遗留一些不如意的体验和感受。

（1）什么样的人需要定制老视镜？
验光证实被测者存在下列情况之一者有必要定制老视镜：
① 两眼屈光参差≥±0.50DS；
② 散光＞±0.50DC；
③ 瞳距＜60mm；
④ 对眼镜架、眼镜片有特殊需求者。

（2）什么样的人适合购置成品老视镜？
验光证实被测者不存在有必要定制老视镜条件，自然应当提供成品老视眼镜。对于购置成品老视眼镜者来说，有两点需要注意：① 成品老视镜的光度范围只有＋1.00＋4.00DS 这一范围；镜度递进值为＋0.50DS。② 有必要讲清使用的情景和相关注意事项。

二、经验法

1. 不同年龄的明视近点、调节力及近用附加正镜度
年龄不同，明视近点和眼的调节力储备也不同，因此使用的近用附加正镜度也会不同，这些数据如表 10-1。

表 10-1　中老年人调节力与近用附加正镜度参考表

年龄/岁	明视近点/厘米	调节力/D	近用附加正镜度/D	
			推荐值	选择范围
40	22.0	4.50		
45	31.0	3.25	1.00	—
50	40.0	2.50	1.50	1.00~2.00
55	50.0	2.00	2.00	1.50~2.50
60	200.0	0.50	2.50	2.00~3.00
65	400.0	0.25	3.00	2.50~3.50
70	∞	0.00	3.50	3.00~4.00

2. 经验法应注意的问题

根据表 10-1 依年龄选用老视镜是选择成品老视镜的常规方法，但在选择中需要注意以下这几个问题。

① 初次戴用老花镜宜选用较低的镜度。

② 一般性浏览阅读（看报）可选用略低的镜度。

③ 近距离工作者（编辑、文字校对）应选用较高的镜度。

④ 通过这种方法选用老视镜的人，都应叮嘱：有效使用距离；应换用新老视镜的大致时间；眼镜清洁保养的知识（特别是初戴者）。

三、公式法

选用老视镜还可以采用下列公式法进行。

（1）公式　$add = \dfrac{1}{d} - \dfrac{2D}{3}$

式中，add 为近用附加正镜度，d 为习惯禁用距离（单位为米），D 为被测眼的全部调节力，$\dfrac{2D}{3}$ 为被测者保存调节储备的 2/3（倘若准备为被测者保存 1/2 的调节力，则应将分数改为 $\dfrac{D}{2}$）。

（2）例　某被测者，55 岁，保有调节力 2.50D，习惯近距工作距离为 28 厘米。求其近用屈光矫正的附加正镜度。

$$add = \frac{1}{0.28} - \frac{2 \times 2.5}{3} = 3.57 - 1.67 = 1.9D$$

被测者应当使用的近用附加正镜度为 1.90D。但是，在实际使用的镜片的屈光矫正镜度并无此镜度，最接近此值的镜片镜度为 +2.00D。因此，该被测者实际使用的老视镜度应当是 +2.00D。

四、近交叉检测法

近交叉检测法，又叫融合十字柱镜检测法（Fused Cross Cylinder）、交叉十字视标试验、调节超前/滞后检测、近距十字栅格检测。

1. 检测应用

（1）对被测者近距离注视时的调节状态进行评估

① 调节滞后：调节反应能力＜调节刺激量。

② 调节超前：调节反应能力＞调节刺激量。

（2）对近用屈光矫正镜度进行测定评估

① 经过测定，能够弥补调节滞后量所增加的正镜效度量，就是被测者的近用附加正镜度。

② 此时，所使用的全部屈光矫正镜度，就是被测者的近用屈光矫正镜度。

2. 检测、确定近用附加正镜度的基本条件

① 在应用完全远用屈光矫正镜度的条件下。

② 使用±0.50D 交叉圆柱面镜作为辅助用镜。

③ 以十字栅格视标图做注视目标。

④ 双眼同时注视视标。

⑤ 使用近用辅助照明。

3. ±0.50D 交叉圆柱面镜的光学效应

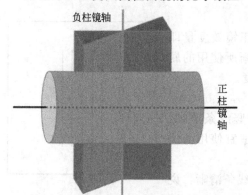

（1）轴位方向

① 负圆柱面镜轴位：90°；

② 正圆柱面镜轴位：180°。

（2）十字栅格视标　采用肉眼直视的话，十字栅格视标是非常清晰的（左下图）。但在屈光矫正镜度正确时，实际所见视像：横竖线条清晰度一致、但线条稍粗略发虚（右下图）。

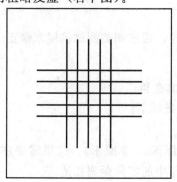

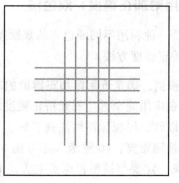

4. 检测过程

（1）远用屈光矫正镜度检测

① 已经有远用完全矫正镜度：可直接借用。

② 初次选配老视镜：先检测远用完全矫正镜度。

（2）检测设置

① 按基本条件要求进行相关设置。

② 双眼测试镜片的光学中心距调整到近用状态。

③ 使用综合验光仪：应将近用调节杆置于最大程度的集合状态（最佳的检测距离为 40 厘米。此状态下，也可以进行 30～33 厘米视距的检测，但阅读试戴时应注意矫正镜度的必要调整）。

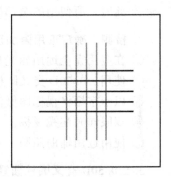

（3）检测　令被测者报告哪一组线条更清晰。

1）横线条清晰（如右图）

① 双眼前同时逐渐增加正镜度：＋0.25DC/次。

② 直至横竖线条同样清晰。

至横竖线条同样清晰所增加的正镜效度量即近用附加正镜度。横竖线条同样清晰所使用的屈光矫正镜度，即为近用屈光矫正镜度。

2）竖线条清晰（如右图）

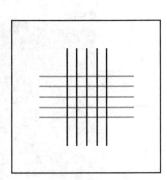

① 翻转交叉圆柱面镜，仍报告竖线条清晰：被测者为竖线视觉优先选择型，不适宜使用此法检测，应选用其他方法。

② 翻转交叉圆柱面镜，报告横线条清晰：说明调节反应能力＞调节刺激量，即调节超前，无需使用近用附加正镜度。

从横线条清晰调整到竖线条清晰，是这一种检测有效性的保证。

五、近用附加正镜度：双色法

这是一种利用不同颜色光的焦距差异，通过调整测试镜度来修正、确定近用屈光矫正镜度方法。

1. 检测、确定近用附加正镜度的基本条件

① 在应用完全远用屈光矫正镜度的条件下。

② 以红、绿视标图做注视目标。

③ 检测距离：40 厘米（亦可用 30 厘米、33 厘米）。这里需要注意的是，检测距离一定要与被测者现实生活、工作中的实际距离相适应。

④ 双眼同时注视视标。

⑤ 使用近用辅助照明。

2. 检测

（1）请被测者比较双色背景中字符的清晰程度，并予以报告。

（2）根据报告进行判定

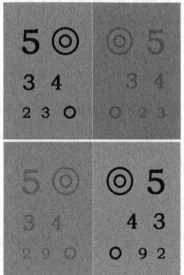

　　1）红色背景下的字符更清晰（左图）：矫正过度。

　　2）绿色背景下的字符更清晰（左图）：矫正不足。

（3）镜度调整

1）矫正过度　逐渐减少正镜度（或增加负镜度）。

2）矫正不足　逐渐增加正镜度（或减少负镜度）。

3）调整目标

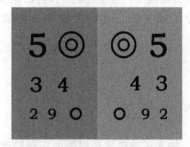

① 红、绿背景的字符清晰度一致（左图）。

② 最佳视力。

③ 最高正镜效度的屈光矫正镜度。

　　此时，所增加的正镜效度量即近用附加正镜度。所使用的屈光矫正镜度即为近用屈光矫正镜度。

六、近用附加正镜度：精确修正法

　　不管是使用经验法，还是使用近交叉检测法，或是使用双色法，以至使用直接加入试验法，检测所获得的近用屈光矫正数据，都有可能存在或多或少的偏差。怎样修正可能存在的偏差呢？方法有两个。

（1）阅读试戴　通过被测者直接试戴，验光师在建立模拟现实使用环境的条件下进行调整、确定近用附加正镜度和近用屈光矫正镜度。

（2）通过检测正、负相对调节力来确定近用附加正镜度的修正值，进而确定老视眼的精确的近用附加正镜度和近用屈光矫正镜度。

在此，仅介绍第二种方法。将未经修正的近用附加正镜度，称为初步近用附加度；将已经修正的近用附加正镜度，称为精确近用附加度。

1. 检测、确定近用附加正镜度的基本条件

① 在应用完全远用屈光矫正镜度的条件下。

② 加入初步近用附加度。

③ 使用的视标：双眼最佳视力的上一行视标（使用较大视标，更易分辨，可以降低调节干扰的可能性）。

④ 视距应与被测者现实使用距离一致。

⑤ 双眼同时注视近用视标。

2. 检测

（1）负相对调节力（NRA）的检测

① 以＋0.25DS/次的速率，在双眼同时加入正透镜度，直至被测者报告已模糊。

② 记录，此时加入的正透镜度，这部分后加入的正透镜度就是被测者的负相对调节力。

（2）正相对调节力（PRA）的检测

① 将 NRA 检测时加入的正透镜度撤去，确认视标。

② 以－0.25DS/次的速率，在双眼同时加入负透镜度，直至被测者报告已模糊。

③ 记录，此时减去的正透镜度，这部分后减去的正透镜度就是被测者的正相对调节力。

3. 计算

（1）计算公式

$$ADD_{精确} = add_{初步} + \frac{NRA + PRA}{2}$$

（2）例　某，初步近用附加读为＋2.00DS，加入正透镜度至模糊的正透镜度为＋1.00DS，加入负透镜度至模糊的正透镜度为－0.50DS。求精确近用附加正透镜度。

将初步近用附加正透镜度＋2.00DS、NRA＋1.00DS、PRA－0.50DS代入公式，

$$ADD = +2.00 + \frac{(-1.00) + (-0.50)}{2} = +2.25DS$$

此案例的精确近用附加度为＋2.25DS。其近用附加镜度的修正值为＋0.25DS。

第三部分　青少年的生理发育与验光

青少年验光配镜，是当前验光配镜中一项非常重要的工作内容，这项工作与青少年的视觉健康、心理健康都有着非常紧密的联系，这项工作开展的好坏还会对国家未来的发展和经济建设密切相关。应当说，做好青少年验配镜的工作，既是青少年现实视觉健康的需要，也是国家未来对眼视光学工作者的要求与期待，因此眼视光学工作者必须做好这项工作。

一、青少年视觉功能发育的基本规律

1. 视力发育
① 学龄前必须达到 1.0 及以上。
② 达不到 1.0 就是异常，就应当及时查找原因。
③ 对低于 1.0 视力者，应及时给予适宜的屈光矫正与矫治（如远视性内斜视及弱视）。

2. 视功能发育
① 生后半年集合功能趋于稳定。
② 2 岁具备明确的距离感觉和立体视觉。
③ 3～5 岁，视力达到 1.0。
④ 6～7 岁，调节与集合的配合达到稳定。

3. 色觉
① 出生后 5 个月可以感觉到颜色。
② 2 岁具有接受色觉检查的能力。

二、青少年屈光的特点

1. 屈光状态的变化规律
① 从出生～20（亦有说 25）岁：呈现远视度逐渐减少（即近视度逐渐增加）的过程。一般认为变化幅度为：2.50DS±0.50DS。
② ＞20 岁（亦有说 25 岁）：屈光状态基本趋于稳定。
③ 45（亦有说 50）岁后正镜度呈轻度上升趋势。
④ 65～70 岁后正镜度再次呈下降变化趋势。

2. 眼的调节力
见表 10-2。

表 10-2　青少年调节力、调节幅度及近点距离

年龄/岁	调节力（Duane）		调节幅度与近点	
	最小值	最大值	调节幅度	调节近点/厘米
5			16.0	6.25
6			15.0	6.67

年龄/岁	调节力（Duane)		调节幅度与近点	
	最小值	最大值	调节幅度	调节近点/厘米
7			14.0	7.14
8	11.6	16.1	13.8	7.25
9	11.4	15.9	13.6	7.35
10	11.1	15.7	13.4	7.46
11	10.9	15.5	13.2	7.58
12	10.7	15.2	12.9	7.75
13	10.5	15.0	12.7	7.87
14	10.3	14.8	12.5	8.00
15	10.1	14.5	12.3	8.13
16	9.8	14.3	12.0	8.33
17	9.6	14.1	11.8	8.47
18	9.4	13.9	11.6	8.62
19	9.2	13.6	11.4	8.77
20	8.9	13.4	11.1	9.01
21	8.7	13.1	10.9	9.17
22	8.5	12.9	10.7	9.34
23	8.3	12.6	10.5	9.52
24	8.0	12.4	10.2	9.80
25	7.8	12.2	9.9	10.1

注：青少年调节储备力高，能在较近的距离进行视觉注视工作。

第四部分　给青少年验光应注意的问题

一、可以有效控制调节的方法

1. "零"生理调节状态

实施验光的眼的最佳状态——零调节状态。这种绝对的无调节状态，在生理状态下是不可能实现的。在明视条件下，人眼的调节状态约为－1.00DS±0.25DS。

在应用睫状肌麻痹剂时，人眼将处于近乎无调节的状态，这种状态与明视条件下－1.00DS±0.25DS调节状况是有差别的。因此，瞳孔散大情况下检测所获得的屈光矫正镜度，与明视条件下所使用的屈光矫正镜度是不一致的。

2. 散瞳法

（1）散瞳目的　解除调节。

（2）评定调节状态　通过对瞳孔散大时检测的屈光矫正镜度与复检时检测的屈光矫正镜度进行比较。来评定调节张力的状态。

（3）散瞳对象

① 少年儿童接受第1次屈光矫正验光。

② 各种程度的少年儿童远视眼。

③ 有明确视觉疲劳症状者。

④ 小于－3.00DS的少年儿童近视眼。

（4）睫状肌麻痹剂的选择　疑有调节问题，应首选阿托品。特别是第1次屈光矫正验光者和10岁以内伴有内斜视者。

3. 完全雾视法

（1）雾视目的　在保持眼的生理明视状态下放松调节。

（2）雾视量　在完全屈光矫正条件下，加入正镜度＋3.00～＋4.00DS。

（3）雾视时间　10～20分钟（亦有～30分钟）。

这种方法检测的屈光矫正镜度，与明视条件下所使用的屈光矫正镜度基本一致。可以试验保持"零"生理调节状态，还应包括在使用完全屈光矫正镜度的条件下注视远点之时。但以完全雾视法、散瞳法更适宜在临床中应用。

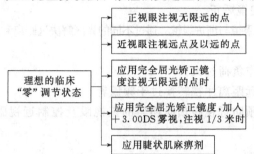

4. 两种方法的安全与信度

完全雾视法更为安全，检测数值更接近实际矫正值。

散瞳法具有考察、评估调节张力状态特殊用途。

二、青少年验光中的视近问题

1. 解决青少年视近问题的必要性

近距工作的特点如下。

① 视觉工作视距变化频率：较高。远-近距离间的眼的调节更加频繁。

② 视觉工作需扫视的范围：较宽。

③ 视屏用眼负荷：相对较大。近距离工作的负荷更大更持久。

④ 青少年眼的屈光状态尚未稳定。

2. 青少年视近问题的发生

① 并发隐斜视、旋转隐斜视。

② 过近距离的工作。

③ 双眼屈光参差。

3. 屈光矫正中视近问题的解决

（1）单独配用专门的近用眼镜

1）适用人群

① 视近与视远的眼位存在明显差异者。

② 近视性屈光参差有潜在视近隐斜视者。

③ 视近与视远的散光轴位有明显的差异者。

2）检测及配镜

① 视近存在视觉疲劳，就应当检测近距离眼位的情况，并与视远眼位进行对照。

② 对病理性屈光参差者，必须对近用眼位准概况进行检测，并制订相应的矫正方案。

折中方案：$\dfrac{远用隐斜度＋近用隐斜度}{2}$

倘若折中方案不能有效降低视觉疲劳程度，就必须精确确定视远与视近的屈光、隐形眼位的差异。并对视远、视近的集体情况，分别给予透镜的屈光矫正及隐斜视的三棱镜矫正。

（2）兼用双光眼镜与渐进眼镜　通过不同的光区解决远距离和近距离工作的问题。

1）适用人群

① 近距离工作负荷过大。

② 从事中、远距离注视转换过于频繁者。

③ 特别是有预防近视眼预防愿望的正视眼及控制近视眼异常增长的青少年近视眼。

2）检测及配镜

① 应在远用屈光矫正镜度得到完全矫正的基础上解决近用矫正的需求问题。

② 青少年使用渐进眼镜应尽可能选择短通道（一般不宜选用＞14毫米）渐进镜片。

（3）通过戴用远用屈光矫正眼镜兼做近用

1）适用人群　适合绝大部分青少年近视眼被测者。

2）检测及配镜

① 对近视眼进行屈光检测，在矫正远视力的同时，都应对其进行近用工作状况屈光调查。

② 对有外隐斜的青少年近视眼，不宜主动给予使用双光眼镜和渐进眼镜的建议。

③ 双眼矫正视力不宜超过 1.2。

三、青少年验光配镜存在的问题

1. 当前，验光存在的问题

① 人为夸大瞳孔散大在屈光检测中的作用。

② 人为夸大近视度数的年增长幅度。

③ 人为夸大近视的治疗作用。

④ 经营部门过分追求经济效益。

2. 当前，选用眼镜架的趋势

① 立线偏短：存在光学中心偏下的问题。

② 选用固定非金属鼻托：可能存在镜眼距偏小的问题。

③ 规格尺寸相对较大：有光学中心与瞳距不符的潜在问题。

老年人眼的解剖生理变化及验光配镜注意要点见表10-3。

视觉发展时期和视觉发育状况及屈光检查要点见表10-4。

表 10-3　老年人眼的解剖生理变化及验光配镜注意要点

眼球结构		老年的变化及特点		对生理的影响	对视觉及屈光的影响	验光、配镜的注意要点	
分类	名称	组织	功能			验光	配镜服务须知
球壁·外膜	角膜	内皮细胞多样性、密度低；垂直径增大，水平径相对减小；眼球后凸	储备功能差	抗打击能力差，以水肿	可有视像放大（水肿）；存在由循规散光→逆规散光的趋势	检查眼的手法应轻柔；要有轴偏移的概念；定期（1次/年）验光	不宜使用隐形眼镜
	巩膜	脂肪沉着→黄色调加重；含水量降低、变硬	弹力下降	眼睑对眼球压力可有轻微改变	屈光度可能有轻微改变	注意与病理黄斑鉴别；检查眼的手法应轻柔	
球壁·中膜	角巩膜缘	小梁减少、间隙变窄、组织致密增厚		房水流出阻力增大			
	虹膜	组织萎缩、变平、变薄；隐窝消失、纹理不清	瞳孔缩小	房水流出阻力增大；对光反应迟钝		慎用睫状肌麻痹剂	
	脉络膜	血管硬化、肌纤维减少；色素细胞增多变性剂血管变硬		调节力减小		操作简明、避免重复；注意近用视力的检查（视距/视野范围）	
球壁·内膜	视网膜	视网膜黄色调增强（呈污秽）；视细胞萎缩、变性、减少			轻度黄视现象；视敏度下降	辨色可能有些差异；矫正视力可能会低些	
眼内容	前房		弹力下降	调节力下降	暗适应能力下降；近距离工作困难	矫正视力不理想；定期（1次/年）验光	
	晶状体	囊膜增厚、密度增高；体积增大、密度增高；后囊与玻璃体前膜系松弛	代谢障碍	中央型晶体混浊	有逐渐加重的多状视；屈光度可能有改变		有利于晶状体摘除
	玻璃体	常有液化发生			有飞蚊症、闪光感	无需特殊处理	
眼附属器	眼睑	逐渐萎缩、下垂（上眼睑）			会有遮挡视野现象	要清楚：会出现泪汪汪的眼部外观	
	泪腺	泪点缩小、外翻；腺组织萎缩	分泌减少	泪液虹膜吸收功能不良		要清楚：常会有眼发干的主诉	
	眼眶	眶隔吸收变薄；筋膜与眶联系系松弛；球后脂肪吸收	抗力降低；眼球内陷		屈光度可能有改变	定期（1次/年）验光	注意眼镜的戴用调适；注意安全

表10-4 视觉发展时期和视觉发育状况及屈光检查要点一览表

视觉发展阶段	周/月/年龄	解剖学发育	视功能的发育	视力	屈光检查
第一阶段（发育早期）	新生儿	眼球前后径为17.5mm PD:45~50mm 双眼窝轴所夹角度:50°	存在姿势反射 单眼顾视——无目的运动 中度远视	仅有光感	在此视觉功能发育的初期阶段，一般很少进行屈光检测，但应注意观察眼位、外眼有无特殊变化等。
	2~3周		眼球运动——单眼顾视		
	6~8周		双眼共同运动——双眼顾视 出现单眼单视功能（2个月）	0.01~0.02	如有必要，此时期进行屈光检测只能使用客观屈光法：
	3个月		主动性顾视 色觉对阈值约为成年人的10倍	0.03~0.04	① 检影验光法； ② 电脑验光法（以手提式电脑验光仪最为方便）
	3~5个月		出现双眼共同运动——辐辏、融像 有不稳定的180°追随运动	0.05	
	5个月		可以感知颜色	0.06~0.08	
第二阶段（发展期）	6个月	睫状肌开始发育	集合稳定 能注视较大的目标		此视觉功能进一步发展阶段，也很少外眼位。除应注意观察双眼运动的协调性、外眼有无特殊变化等，还应对双眼运动的协调性视觉的精细注意力进行观察
	1岁		双眼共同运动——融像稳定 检查较细的视线	0.1~0.2	
	1~1.5岁		调节与集合出现配合 对运动的物体有较强的注视兴趣 具有明确的距离感觉和立体视觉 已经可以接受颜色的分辨检查	0.3~0.4	
	2岁			0.5~0.6	
	4岁	睫状肌发育基本成熟	基本达到或达到正常视力 色觉发育完善	0.7~0.9	
第三阶段（相对脆弱期）	5岁	睫状肌发育已经完善 屈光正镜度明显减小	调节与集合配合建立 稳定性尚差	1.0	3岁以上儿童达到1.0视力的约有92.2%，少部分在5岁时亦达到1.0。因此，儿童达到3岁时，就应当将屈光检测列为健康体检的重要内容。
	6~7岁		调节与集合配合已经建立		
第四阶段（稳定期）	8~20岁	眼球前后径为24.0mm PD:58~66mm 双眼窝轴所夹角度:45°	屈光状态基本稳定（略有减少） 视觉功能完善		3岁以上儿童至少每年接受1次屈光检查
	成人		屈光生理适应功能上比较活跃 屈光状态稳定		

第十一章

屈光矫正理念与原则

第一部分　常规健康屈光检测及处置

一、屈光复查检测

不论有没有屈光不正，所有的人都应当定期接受常规健康屈光检测或屈光矫正镜度的复查。一般建议，健康屈光检查的间隔时间如下。

① 青少年：每年应检查 1 次。

② 25 岁～45 岁：应坚持每 2 年一次的屈光检查。

③ 45 岁以后，应做到每年进行 1 次屈光矫正镜度的检测。

二、对屈光检测结果的处置

1. 第 1 项指标：球面镜度的增长幅度

① ±0.25D：可以使用原戴眼镜。

② 在±(0.25～0.75D)之间：可以暂时戴用原戴眼镜，但应建议：6～12 月在减轻用眼负荷的情况下进行屈光复检。

③ 镜度增长的幅度±0.75D 者，原则上都应重新配镜。

2. 第 2 项指标：柱面镜度的变化

① 严格意义上讲，散光矫正镜度因给予完全矫正。

② 柱镜度有变化就应当重新配镜。

③ 柱镜度≯±0.50DC 而矫正视力在 1.0 者，可不配新眼镜。

3. 第 3 项指标：柱面镜轴向的变化

① 散光轴的变化≤5°，矫正视力 1.0，应建议戴用原戴眼镜。

② 散光轴的变化≥10°，应建议配用新的眼镜。

4. 新检测的镜度可以提高视力

当使用新的屈光矫正镜度，可以获得提高视力的矫正效果时，不论镜度变化大小，都有必要配用新的眼镜。

三、对并发斜视、弱视者的复检

1. 并发弱视

① 合理矫正屈光不正。

② 一定要通过遮盖、训练等方法积极矫治弱视。

③ 首次复查应在配镜后 1～3 月，而后复查的时间可以逐渐延长。

2. 并发斜视

(1) 合理矫正屈光不正

① 内斜视：戴用最大正镜效度眼镜予以完全矫正。

② 外斜视：给予能保持眼正位（或不加大外斜程度）的矫正镜度。

(2) 斜视出现时间

① 视近时：可以考虑配用专门的近用眼镜。

② 视远时：建议配用远用及近用两副眼镜。

③ 也可以考虑应用胶贴三棱镜来处置。

(3) 有并发症者的复查

① 首次复查应在配镜后 1～3 月。

② 而后复查的时间可以定在 3～6 月。

③ 逐渐过渡到常规健康屈光检查的间隔时间（1 年）。

四、对并发老视复检的处置

(1) 应结合被测者的工作距离确定近用附加正镜度的量。

(2) 远用屈光矫正镜度出现正镜度值增大时，应及时配戴新镜。

(3) 近用附加正镜度增大。

① 增大幅度≤±0.50D，可暂不配镜，但应加大视近工作的距离（无法适应固定工作距离者，则应予以重新配镜）。

② 增大幅度≥±0.75D 者，均须配用新的老视眼镜。

(4) 定制个人专用的老视眼镜一定保证正确的光学中心距。

远用瞳距、近用瞳距，均不可以直接用于眼镜的加工与装配，用于老视眼镜的光学中心距必须根据戴用者工作、学习的实际情况来确定。

$$NCD = K \cdot PD$$

式中，NCD 为近用光学中心距；K 为与视距相对应的计算常数（表 11-1）；PD 为远用瞳距。

表 11-1 已知远用瞳距求近用光学中心距的计算常数

视距/cm	25	28	30	33	40	50	70
计算常数	0.903	0.912	0.917	0.924	0.937	0.949	0.963

当我们已经有了准确的远用"瞳距"后，有更为简便的方法，使我们能够更便利地得到近用光学中心距，请参阅表 11-2。表中带负号的数字的意义是从远用"瞳距"中减去的数字。远用"瞳距"减去表中某一数字，所得到的就可以作为近用光学中心距。

表 11-2 不同视距条件下远用"瞳距"（PD）与 NPD 及 NCD 之差的一览表

应用近用距离/cm 近用计量项目	25	28	30	40	50	70	100
近用瞳孔中心距	−3.5	−3.2	−3.0	−2.2	−1.7	−1.3	−0.9
近用光学中心距	−6.0	−5.5	−5.2	−4.0	−3.2	−2.3	−1.6

第二部分　屈光不正眼镜矫正的总原则

关于屈光矫正原则，历来是近视眼说近视眼的，远视眼说远视眼的，这种传统式的表述是建立算术计算基础上的说法。算术表达方式本身并非不可以用，但对从整体意识把握近视眼、远视眼矫正理念和方法方面则是不利的。那么可不可以有一个统一的总原则呢？应当说，只要依据代数表达方式进行表达，这个总原则就非常清晰了。特向各位同仁推荐屈光矫正总原则。

一、两种总原则的表达形式

1. 传统表述形式

（1）远视眼　以获得最佳矫正视力的最高远视度为矫正原则。

（2）近视眼　以获得最佳矫正视力的最低近视度为矫正原则。

2. 现代表述形式

（1）屈光矫正总原则的表述形式

① 代数学表达方式：以获得最佳矫正视力的数值较大的镜度为屈光矫正的总原则。

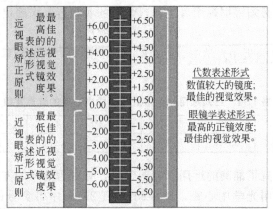

	代数表述形式
	数值较大的镜度;
	最佳的视觉效果。
	眼镜学表述形式
	最高的正镜效度;
	最佳的视觉效果。

② 眼镜学表达方式：以获得最佳矫正视力的数值最高正镜度为屈光矫正的总原则。

（2）现代表述形式的意义

① 引进数学概念：使屈光学的数字概念表述形式更符合日常生活与学习的常识。

② 提高学习效率：借助于中学数学概念，可以提高初学者的学习效率。

③ 改善交流理解：建立在在生活常识基础上的交流将会更加顺畅。

二、总原则在屈光矫正中的价值

（1）总原则是屈光矫正的一个纲领准则。

① 是屈光矫正工作的指南。

② 结合具体的情况，处理个体被测者的屈光矫正需求永远是屈光矫正工作的最高准则。

（2）总原则有其自身的局限性，因为总原则并不能涵盖屈光矫正中需要解决的所有问题。

（3）总原则未能涵盖的问题。

① 斜视、隐斜视的处置问题。

② 弱视的处置问题。

③ 屈光不正的预防与控制的处置问题。

④ 具体的被测者特殊情况的处置问题。

⑤ 眼镜的适配与调整的问题等。

第三部分　近视眼屈光矫正的观念与原则

一、近视增长幅度调查

我国近视眼人数的增长是非常快的，据有关报道近视眼每年几乎是以

10％的速率增长着。不论是对青少年的健康，还是对社会与经济的发展带来了的影响，恐怕很难用数量概念来衡量。

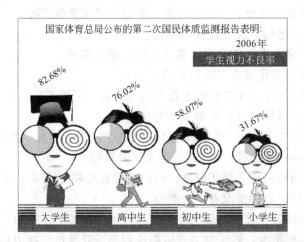

对于验光师来说，近视眼增长的增长幅度的规律是很值得注意的数据。其重要的意义在于：掌握近视眼发展的规律，就能凭借屈光检测的方法及处置方案，从而找到解决近视眼屈光矫正与控制的相关问题。

1. 青少年近视眼增长幅度

小学生～初中生（6.5～12.5岁）：增长幅度183％。
初中生～高中生（12.5～15.5岁）：增长幅度131％。
高中生～大学生（15.5～18.5岁）：增长幅度109％。

从小学生～大学生的整个阶段的年龄在6.5～25岁之间。这是人在以独立身份进入社会之前的学习预备阶段。而这一阶段又适逢人的发育期，这一时期的屈光度呈现生理性的负镜度增长时期。在17～18年的时间内，其屈光正镜度要降低约＋3.00D（即屈光负镜度要增加－3.00D）。

2. 成年人近视眼

25岁以后，近视程度的变化幅度较小。但是，随着生活、工作条件的变化，有些人的近视程度也会发生一定的变化。短期明显的屈光变化，多为某些疾病的征兆，如糖尿病、白内障等。

二、近视眼屈光检测的基本观念

1. 定期接受屈光检测
请参见本章"第一部分 常规健康屈光检测及处置/屈光复查检测"。

2. 屈光检测结果的处置
（1）第1项指标 球面镜度的增长幅度。
① ±0.25D：可以使用原戴眼镜。

② ±（0.25～0.75D）：可以暂时戴用原戴眼镜，但应建议：3～6月之内在有效减轻用眼负荷的情况下进行屈光复检。

③ 镜度增长的幅度≥±0.75D者，原则上都应重新配镜。

（2）第2项指标　柱面镜度的变化。

① 严格意义上讲，散光矫正镜度应给予完全矫正。

② 柱镜度有变化就应当重新配镜。

③ 柱镜度≯±0.50DC而矫正视力在1.0者，可以不配新眼镜。

（3）第3项指标　柱面镜轴向的变化。

① 散光轴的变化≤5°，且不影响对1.0视标的分辨，应建议戴用原戴眼镜。

② 散光轴的变化≥10°，应建议配用新的眼镜。

（4）当使用新的屈光矫正镜度，可以获得提高视力的矫正效果时，都有必要配用新的眼镜。这种情况有2种类型：

① 用较低的近视镜度，仍能保持较高近视镜度的矫正视力；

② 提高近视镜度，矫正视力可以提高到单、双眼矫正视力均1.2者。

（5）并发弱视的近视眼　应使用客观检测法确定的完全性屈光矫正镜度。

三、近视眼屈光矫正的原则

1. 基本的矫正原则

（1）最低的近视矫正镜度

① 算术概念：绝对值相对较小的近视镜度。

② 代数概念：数值较大的近视（负）镜度。

（2）获得最佳的矫正效果

① 单眼指标：矫正视力1.0。

② 双眼指标：矫正视力1.2。

③ 达不到上述指标，以能达到的最高视力为准。

2. 附加准则

（1）复性近视眼

1）充分正轴足度矫正是基本准则。

2）高度散光不能适应正轴足度矫正者，可暂时戴用适当降度的过渡眼镜。待适应后，再予以增度矫正。

3）轴位的适应性修正。

① 修正：接近90°（或180°）的轴位，在将矫正轴位调至（或更接近）90°（或180°）时，矫正效果可能会更佳。

② 纠偏：因主、客观原因，轴位也会出现偏差。予以适当调整应当是必要的。

（2）并发隐斜视

① 内隐斜视：应给予充分正镜效度矫正。

② 外隐斜视：应给予完全负镜效度矫正。

③ 有明显散光者：均以完全屈光矫正镜度矫正为佳。

④ 有上下隐斜视（或旋转隐斜，特别是斜向隐斜）：应进行精心检测，以确定矫正被测者隐斜视的三棱镜度。

（3）合并视觉疲劳　被测者的调节力过低，或所使用的近距离过近，都会导致近视眼视觉疲劳的问题。解决方法主要有：

① 把握正常的视近工作距离（一般应在 0.25～0.33 米）。

② 配用专门的近用眼镜（也可以使用渐进眼镜等）。

3. 合并老视眼的处置

（1）应注意的问题

1）检测距离　在确认近用矫正镜度时，一定要确认：

① 阅读距离：阅读距离一般在 30～40 厘米（但应注意，躺着看书的距离要更近一些）。

② 工作距离：书案工作距离一般为 25～30 厘米，机械加工工作距离约为 50 厘米。

2）使用范围　有必要向配镜者说明眼镜的应用范围。

（2）渐进眼镜的应用

① 初次戴用效果的评估：近视眼合并老视眼者，选择戴用渐进眼镜的方案是比较理想的选择。对初戴者亦不存在明显的不适应状态。

② 初次戴用：需给予模拟状态下的必要指导。

4. 近视矫正中对近视程度的控制尝试

（1）基本方法

① 降低调节：通过正镜度附加，以降低视近的调节。

② 减少集合：加用底向外三棱镜来缓解由正镜近用附加所造成的调节与集合的冲突。

（2）渐进眼镜的应用　渐进眼镜正是通过上述基本方法，力图在近视眼的预防和控制上发挥应有的作用。尽管对其疗效还存在一定争议。但是，渐进眼镜在近视眼预防和控制上的积极作用，当前已经被广泛认可。选用渐进眼镜来预防、控制近视者以选用短通道型渐进镜片为宜。

第四部分　远视眼屈光矫正的观念和原则

一、远视的构成与矫正

1. 远视的构成

（1）构成成分的关系

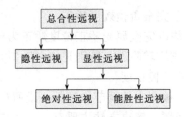

（2）远视构成的生理变化　见表11-3。

表 11-3　远视构成的生理变化

序号	远视构成	基本概念	生理变化规律	
			青少年时期	随调节力的减退
1	总合性远视	2+3	①呈现总远视度逐渐下降；	
2	隐性远视	睫状肌麻痹后才	②远视屈光矫正镜度下降幅度：	保持总量的相对恒定
3	显性远视	4+5	2～3DS	
4	能胜性远视	通过调节可克服		随年龄增大而减小
5	绝对性远视	需要镜片矫正的		随年龄增大而增大

2. 远视眼屈光矫正的对象

（1）远视成分对象　显性远视。

（2）伴随内斜视者　显性远视的完全性屈光矫正。

（3）不伴斜视年龄较轻　可仅对绝对远视成分矫正。

（4）完全性屈光矫正使视力提高　均应完全矫正。

二、远视眼屈光检测的基本观念

1. 定期接受屈光检测

均应接受定期屈光复查（青少年：0.5～1年均应复查1次）。
有斜视、弱视并发症应在3个月时复查，而后根据情况而定。

2. 远视眼屈光检测与矫正的基本要求：

（1）根据年龄与远视程度。

1）学龄前的轻度远视儿童，一般不予以矫正。

2）6岁以上处于学习时期的远视眼，均应接受屈光矫正。

3）成年人

① 原则上，均应接受屈光矫正。

② ＜+3.00D：可仅在近距离工作时戴用屈光矫正眼镜。

③ ≥+3.00D：应当坚持经常戴用屈光矫正眼镜。

（2）有斜视并发症者。不论远视屈光矫正镜度高低，均应接受屈光矫正。

（3）使用+3～+4D雾视法来缓解调节干扰，是最简便易行的有效排除调节干扰的方法。其优点如下。

① 检测的屈光矫正镜度，可以直接用于配镜。

② 没有畏光等后遗症、不会诱发青光眼。

（4）应用睫状肌麻痹剂——散瞳。

1）必要性　有排除调节干扰的作用（特别是青少年）。

2）矫正镜度的确定

① 散瞳后的即时检测数据不能直接用于配镜。

② 综合定度：根据散瞳后的即时检测数据和复检的镜度找到合理的矫正镜度（一般会更接近复检的镜度）。

三、远视眼屈光矫正的原则

1. 基本的矫正原则

（1）最低的近视矫正镜度

① 算术概念：绝对值相对较大的远视镜度。

② 代数概念：数值较大的远视（正）镜度。

（2）获得最佳的矫正效果

① 单眼指标：矫正视力 1.0；双眼指标：矫正视力 1.2。

② 达不到上述指标，以能达到的最高视力为准。

2. 附加准则

（1）复性远视眼

① 充分足度矫正是基本准则。

② 年龄偏大的高度远视眼矫正视力会相对较差，但屈光矫正镜度不宜降低，以免丧失视力提高的可能性。

③ 高度远视眼在初次矫正时，大多不能接受足度矫正，均应暂时戴用过渡眼镜。待适应后，再予以增度矫正。

④ 对散光的矫正，可参照近视眼的处置办法进行处理。

（2）并发内斜视

① 给予完全性屈光矫正镜度的矫正，大多数被测者的内斜视症状会被矫正。

② 对足度矫正，斜视程度没有改善者，应建议接受医学检查和医学手术治疗。

（3）合并弱视

① 不管矫正视力如何，均应戴用通过客观验光法所确定的完全性屈光矫正镜度。

② 通过将眼遮盖、视功能训练等对弱视积极地矫治。

3. 远视眼与老视发生

（1）验光师应具备的常识

1）远视眼发生老视眼的时间会有所提前，远视程度越高，发生时间就会越早。

  2）老视最大近用加光为＋4.00D（渐进镜片为＋3.50D）。

  3）老视近用矫正镜度的计算：

$$D_N = \frac{2}{3}A + R$$

  式中，D_N 为近用屈光矫正镜度；A 为调节幅度；R 为远用屈光矫正镜度。

  4）不适于应用成品老花镜的情况

  ① 屈光矫正镜度含有散光成分（≥0.75DC）者；

  ② D_N＜0.00DS 或 D_N＞＋4.00DS 者；

  ③ 眼镜正镜度较高而瞳距过小（＜60 毫米）者。

  （2）老视眼镜形式的选用

  ① 单光老花镜：容易适应，但使用不便（摘戴频繁）。

  ② 双光老花镜：兼顾远近，但有"像跳"现象。

  ③ 渐进眼镜：兼顾远中近，周边区视像质量略差，初用对近身中等距离物体大小的判断会有一定偏差。

4. 远视合并老视时，选用渐进眼镜的最佳方案

  （1）宜先选用单光老花镜作过度眼镜者

  ① 无屈光矫正（尤其是未使用过单光、双光镜）经历者。

  ② 近用附加正镜度较高者。

  （2）渐进眼镜的应用

  ① 初次选用渐进眼镜，长通道、短通道均可选用。

  ② 以较低的下加光作为起始，适应相对比较容易。

  ③ 再次选配渐进眼镜，不宜用长通道替代短通道。

  （3）慎配渐进眼镜的几种情况

  ① 球面镜度屈光参差量≥±2.00DS。

  ② 散光屈光参差量≥±1.50DS。

  ③ 近视屈光度－1.00～－2.00DS 的初发老视眼，常会因戴用渐进眼镜视近视野过窄而弃用。

第五部分 散光眼屈光矫正的观念和原则

一、散光眼屈光矫正的观念

1. 散光眼的症状的轻重

见表 11-4。

表 11-4　散光眼视觉疲劳症状的轻重

散光分类		视觉疲劳等症状	
	分类依据	重	轻
单眼	生理顺应形式	逆规散光	顺规散光
单眼	屈光形式	单纯散光	复性散光
单眼	球柱联合形式	混合性散光	非混合性散光
单眼	程度	中、低度散光	高、重度散光
双眼比较	对称性①	非对称散光	对称散光

① 正前方注视不明显，在持续扫视情况下症状会比较明显。

2. 各种散光视力减退的情况

见表 11-5。

表 11-5　各类散光视力减退情况一览表

散光类型	程度/D	1.00	2.00	3.00	4.00	5.00	6.00	7.00
	近视散光	0.75	0.62	0.37	0.33	0.33	0.21	0.16
	远视散光	0.63	0.34	0.30	0.25	0.15	—	—
混合散光	正轴	0.78	0.66	0.33	0.29	0.28	0.27	0.25
	斜轴	0.74	0.48	0.26	0.14	0.13	0.12	0.11

3. 单纯散光眼的裸眼视力与矫正视力的对比

见表 11-6。

表 11-6　散光眼视力减退情况及矫正视力情况一览表

	程度/D	0.25	0.50	0.75	1.00	1.25	1.50	1.75	2.00	2.25	2.50
单纯近散	裸眼视力	1.0	0.8	0.7	0.5	0.4	0.3		0.2		0.1
	矫正视力	1.5	1.2								
单纯远散	裸眼视力	1.0	1.0	1.0	0.7	0.5	0.3		0.25		0.2
	矫正视力	1.2				0.9	0.8		0.6		0.5

二、关于散光眼矫正的认识

1. 正确认识散光矫正的重要性

（1）从矫正光学意义讲，散光矫正比近视、远视矫正更难。

① 近视、远视矫正是要将屈光远点引导到无限远。

② 散光矫正是将两条正交焦线会聚在无限远。

（2）正确的矫正镜度，不一定会有舒适的矫正效果。

① 高度散光眼初次矫正时，完全矫正一般不会舒适。

② 与适应的屈光状态存在±0.50DC 差异时会有视觉症状。

③ 最佳视觉轴位与检测出的轴位可能存在一定偏差。

2. 正确评估被测者的矫正视觉状况

正确评估被测者戴用矫正眼镜后视觉及感受是不能忽视的，在散光眼的矫正中，这种评估显得尤其重要。特举几种情况供参考。

（1）轴的对称。

1）轴对称者。

① 正视状态的视远、视近一般不会出现明显问题。

② 配用渐进眼镜不会有明显的不适应。

2）不对称者。

① 正视状态下的视远与视近，可能会有视觉差异。严重者近距工作会难以为继。

② 配用渐进眼镜可能会有明显的不适应。

（2）高度散光。

① 不矫正没症状。矫正了，症状反而很明显。

② 配用渐进眼镜可能会很难适应。

（3）习惯使用外散镜片的，使用内散镜片，可能会有变形感。

（4）因选择的眼镜架不合理，会有与验光行走试戴时明显的感觉差异，眼镜适应期会明显延长，甚至有可能还会被弃用。

三、散光眼屈光矫正的原则

1. 基本原则

① 足度正轴矫正。

② 最佳的矫正视力。

③ 最佳的视觉感受。

能达到以上三个要求当然是最好的结果。但是，总有一些人不能达到这样的结果。对于后一种情况，就需要验光师根据具体的情况，来确定兼顾三个目标最佳标准的矫正方案。

2. 基本方略

（1）明确 规则，不规则？

1）鉴别方法 可以通过角膜地形图、裂隙灯等进行检查，但最简单的是使用普拉西多式盘进行检测（参见第1章）。

2）处置

① 规则散光：以使用普通眼镜矫正最为安全和可靠。

② 不规则散光：可以考虑使用隐形眼镜予以矫正，也可以考虑使用波前像差引导手术技术进行矫治。

③ 使用硬性隐形眼镜矫治高度散光可获得较理想效果。

④ 软性隐形眼镜对高度不规则散光矫治效果相对较差。

（2）散光 要，取消？

1）±0.25DC 对矫正视觉影响是极为有限的，可以忽略不计，一般来说不予矫正为常规处置。

2）球：柱＝20：1者，使用柱镜没有屈光矫正的视觉意义。

（3）散光　矫，不矫？

1）±0.50DC（球：柱＜20：1）必须予以矫正：

① 按原柱镜度予以矫正；

② 按等效球镜办法予以矫正（请参照下一项方略）。

2）≥0.75DC的散光应当予以矫正。

（4）等效球镜　用，不用？

① 0.50DC可以转换为±.25DS，并加入到球面镜度内。

② ≥0.75DC，原则上必须予以矫正，一般不宜应用等效球镜的办法进行转换。

③ 高度散光被测者难于耐受矫正者，可考虑使用这一方法。

3. 矫正实例

例1　某被测者为高度复性散光眼$-6.00DS-5.00DC×90°$

被测者为初次配用眼镜，难于接受上述屈光矫正镜度。将散光度降低至$-2.50DC×90°$，症状明显减轻。将减少的$-2.50DC×90°$折半转为等效球面镜度$-1.25DS$，此例被测者暂时使用的镜度应为：

$$-7.25DS-2.50DC×90°$$

尽管被测者视物的清晰度有所下降，但获得了相对比较舒适（能够耐受）的视觉感受。戴适应以后，再作进一步调整。

例2　某被测者为高度单纯性散光眼$-6.00DC×90°$

被测者为初次配用眼镜，难于接受这样大的散光矫正镜度的矫正。采取将散光度减半的方法进行处理，即为被测者保留$-3.00DC$，此例被测者暂时使用的镜度为：

$$-1.50DS-3.00DC×90°$$

通过这样的镜度调整，这名被测者也获得了比较舒适（能够耐受）的视觉感受。但视物的清晰度有所下降是在所难免的，这个问题只能待适应后，再来解决。

四、散光眼矫正的常见问题

1. 初次验光配镜

（1）低度散光

1）原则上应予以足度正轴。

2）试戴，主诉头晕

① 首选：鼓励选择适应。

② 0.50DC不能适应，应转换成等效球镜0.25DS加入。

（2）高度散光

1）原则上应予以足度正轴。

2）不能适应足度正轴矫正者。

① 首选：适当调整轴向（向 90°或 180°转动 5～10°）。

② 适当降度：降低到能耐受，而不是舒适。

3）高度远视眼在初次矫正时，大多不能接受足度矫正，均应暂时戴用过渡眼镜。待适应后，再予以增度矫正。

4）对散光的矫正，最终实现的目标是：足度正轴校正。

2. 再次验光配镜

（1）原戴眼镜不包含散光成分的

① 说明情况。

② 按初次验光配镜的方法进行处置。

（2）原戴眼镜含散光，但散光度不足者

① 说明情况。

② 原则上应补足散光镜度。

③ 对补足散光度不能耐受者，选择新的过渡眼镜。

（3）原戴眼镜有低度散光成分

1）当前验光散光变化±（0.25～0.50DC）者，应给予足度正轴矫正。

2）对散光变化≥±0.75DC 者。

① 说明情况。

② 尽可能给予足度正轴矫正。

③ 不能接受足度正轴矫正者，可通过适当调整散光轴位、散光镜度以满足舒适戴用的视觉需求。

3）当前检测中并未检测到散光，一律去掉散光成分。

（4）原戴眼镜含较高程度散光成分

1）当前检测到的散光明显偏低。

① 说明情况。

② 一律按当前检测的散光程度进行配镜矫正。

2）当前检测到的散光度基本一致，周围不一致者。

① 说明情况。

② 尝试正轴矫正。

③ 不能接受受者，亦应给予部分修正，并以此为据配用过渡性矫正眼镜。

（5）原戴眼镜含散光，但散光度及轴位均不正确者。

① 说明情况。

② 原则上按照新检测到的镜度及轴向配用新的矫正眼镜。

③ 对新镜度及轴向不能接受者，亦不能使用原戴用的镜度及轴向。则应通过检测探寻过渡眼镜应适用的镜度及轴向。通过戴用过渡眼镜，为实现理想

的屈光矫正效果做好心理、视觉等方面的准备。

3. 再次验光配镜中的操作

① 按规范的验光程序精心检测、精心核对。

② 检测中，应当做到不轻易否定过去。

③ 检测中，更应当做到相信自己的每一步操作的正确。

第六部分　屈光参差眼屈光矫正的观念和原则

屈光参差是临床上司空见惯的屈光不正形式，在当前屈光矫正中经常发现的两个问题是：

（1）对于配镜度有意处理得不合理　在验光配镜的实践中，经常会发现验光师不管屈光矫正效果，人为地将两只镜片参差量控制在±2.50DS 的情况，这显然是受传统"大于 2.50DS 视为病理性屈光参差"理念的影响。

（2）提高屈光度相对较小眼的负镜度值　另一种常见的问题是，以照顾两眼视像一致性和控制屈光参差量为理由，将屈光度相对较小眼的负镜度值加大，把屈光度相对较大眼的负镜度值减小，通过这种方式两只镜片的参差量控制在±2.50DS 以内。

这两种做法都不正确。

① 屈光矫正方案应当以实际戴用效果为依据，不能以刻板的人为条件为不可逾越的万丈深渊。

② 高近视度数侧眼的度数可以降低，但是低近视度侧眼的矫正度数是不可以提高的，这不符合屈光矫正原则。

一、屈光参差眼的观念与矫正

1. 屈光参差的种类

见表 11-7。

表 11-7　屈光参差种类一览表

序号	名称	某眼	另眼	说明
1	单纯性近视性屈光参差	正视眼	近视眼	
2	单纯性远视性屈光参差	正视眼	远视眼	
3	单纯性散光性屈光参差	正视眼	散光眼	
4	复性近视性屈光参差	近视眼	近视眼	屈光程度不同
5	复性远视性屈光参差	远视眼	远视眼	屈光程度不同
6	复性散光性屈光参差	散光眼	散光眼	屈光程度不同
7	混合型屈光参差	近视眼	远视眼	屈光性质不同

2. 屈光参差的程度

(1) 屈光参差发生频度 见表 11-8。

表 11-8 屈光参差发生率

参差量/D	0.50~1.00	1.25~1.75	>1.75
比例/%	60~80	15~30	很少

据报道，现发现的屈光参差可达到 10.00D~30.00D。

笔者近日接待的一名屈光参差者，双眼的屈光矫正镜度为：

R：＋4.75DS＋1.00DC×90°

L：－7.50DS－1.75DC×180°

(2) 实现双眼视觉允许参差量

① 一般理论认识：±2.50D。

② 庄司义治：±(3.00~3.50D)。

③ 孙桂毓：±6.00D。

二、屈光参差屈光检测与矫正的评估

1. 屈光检测

① 应强调客观验光（特别是对因弱视而视力低下的眼）。

② 视力检测，要把握单、双眼的视力使用状况。

③ 对左、右眼的调节力进行分别检测。

④ 对双眼视功能进行重点检测，尤其要对双眼的同视功能及等像知觉状况进行检测。

2. 评估双眼状况纲要

(1) 目的 确定矫治方向，制订重建视觉功能的计划。

(2) 评估内容

1) 第 1 项评估 裸眼视觉效能。

① 应用视力：双眼视力、单眼视力、交替视力。

② 视像质量：同视等大、同心复视、单眼视像。

2) 第 2 项评估 屈光矫正效能。

① 矫正视力：单眼、双眼、双眼优于单眼。

② 矫正视像：双眼视、同心复视、单眼视。

③ 双眼视觉干扰：无、有。

3) 第 3 项评估 并发症的程度。

① 弱视：无、有。

② 斜视：无、有。

③ 适应性头位：无、有。

4) 第 4 项评估 重建双眼视觉的可能性。

① 等像重建：参差量大小。

② 交替视力重建：矫正视力状况。

③ 维系单眼视觉：单只眼视功能是否丧失。

三、屈光参差的矫正原则与视觉功能的重建

1. 基本的矫正原则

(1) 最适宜的屈光矫正镜度

① 视力指标：绝对值相对较小的近视镜度。

② 形象指标：绝对值较大的近视（负）镜度。

(2) 获得最佳的视觉视像效果

① 同一视像：绝对值相对较小的近视镜度。

② 单眼视像：数值较大的近视（负）镜度。

③ 交替视像。

2. 视觉功能重建概要

(1) 同一视像

1) 目标　通过完全或次全屈光矫正，实现正常（或接近正常）的双眼立体视觉。

2) 基本条件

① 理论：≤±2.50DS（双眼的裸眼视差≤5%）。

② 实际体会：≤±5.00DS（裸眼视差10%）。

a. ≤±2.50DS，可以实现正常的双眼立体视觉。

b. ±(2.50～5.00)DS，可能通过完全屈光矫正方式实现较好的双眼立体视觉（其知觉像差在3%～4%）。

c. 双眼的矫正视力均≥0.4。

3) 操作要点

① ≤±2.50DS者：按常规验光程序进行检测。

② ±(2.50～5.00DS)者：向被测者说明情况，在与其高度协调的情况下进行屈光矫正镜度的检测与核对。验光师一定要严密控制被测者的调节状态，使之处于调节最为放松的状态。

③ 可能遗留的问题：具有较高参差值的被测者，注视远距目标可能有棱角不分明和边缘前锐利感。

④ 视觉功能重建的临界范围是±(5.00～6.00DS)：这一范围的被测者中，有一部分人是具有实现双眼立体视觉潜在条件与能力的（瞳距相对较大；矫正视力在0.3～0.1；有将这样大的参差值的视觉像差控制在4%～5%的潜在能力），应力争用完全屈光矫正方案实现双眼立体视觉功能。

(2) 可以实现双眼同视，又难以忍受双眼视像干扰

1）目标　降低或清除双眼视觉干扰的现象，提高屈光矫正的舒适度。

2）基本条件

① 屈光参差值：≥±6.00DS[部分±（2.50～6.00DS）]。

② 双眼矫正视力均高于0.4。

③ 无法将视觉像差控制在5%。

3）操作要点　适当降低某一只眼的屈光矫正镜度。

① 以保证主视眼的最佳矫正视力为基本准则。适当降低非主视眼矫正镜度，以排除干扰。

② 工作性质比较粗放者，而且主视眼为近视者，亦可以尝试适当降低主视眼矫正镜度的办法。

③ 主视眼为远视者，则不宜进行降度处理。

4）遗留的问题　中远距离的立体视觉基本丧失，仅能保留一定程度近距离立体视觉。双眼视觉虽然比较舒适，但视觉质量相对较差。

（3）单眼视像

1）目标　实现比较理想的单眼视觉。

2）基本条件

① 双眼屈光参差值较大。

② 有一只眼为重度弱视（矫正视力＜0.1；对屈光矫正镜度增减的反应极为迟钝）。

3）操作要点　参差值超过±6.00DS（特别是＞±8.00DS）时，被测者重建双眼立体视觉功能的可能基本丧失。对这样的被测者，验光师应以主视眼的屈光矫正为主导，综合左右镜片配重、外观形象等因素处置非主视眼为辅的检测模式进行验光。

4）遗留的问题　丧失双眼立体视觉，径深觉非常差。

（4）交替视像

1）目标　通过屈光矫正，实现两只眼分别司职远距离注视矫正视觉、近距离注视矫正视觉。

2）基本条件

① 双眼均具有比较良好的矫正视力。

② 两眼屈光参差值较大。以5.00DS±1.00DS参差值的混合型屈光参差者最为多见。

3）操作要点

① 分别确认两眼视远、视近视觉敏锐度良好。

② 确认：看远的眼难以看近，而看近的眼难以看远。

③ 一般认为，实现矫正交替视像的适宜参差量为：±（3.00～5.00DS）。

4）可能遗留的问题　中距离注视时会发生比较明显的视觉干扰现象。

3. 合并弱视的处置

（1）合并弱视时的视觉状况（见表 11-9）

（2）弱视易发眼的基本状况（见表 11-9）

表 11-9 弱视眼

名称	某眼	另眼	裸眼视力状况	弱视易发的眼
单纯性近视性～	正视眼	近视眼	视远立体视觉差	一般不发生
单纯性远视性～	正视眼	远视眼	视近立体视觉差	远视眼
单纯性散光性～	正视眼	散光眼		有散光成分的眼
复性近视性～	近视眼	近视眼	远视力不佳	极少发生
复性远视性～	远视眼	远视眼	近视力不佳	远视程度较高
复性散光性～	散光眼	散光眼	远、近视均较差	散光程度较高
混合型～	近视眼	远视眼	可有交替视力	远视眼①

① 有交替视力，一般就不会发生弱视；没有交替视力现象，并发弱视的眼一般均为远视侧眼。

（3）并发弱视的处置与预后

1）对屈光参差性弱视力争做到早发现、早矫治是基本原则。矫治亦应采用综合措施（合理的屈光矫正、遮盖唤醒弱视眼的功能、视觉训练以提高视觉功能等）。

2）预后

① 参差量≤±3.00DS 青少年被测者：均可恢复正常的双眼立体视觉功能。

② 参差量在±（3.00～±6.00DS）青少年被测者：有望部分恢复双眼立体视觉功能。

③ 参差量高于±6.00DS 者：双眼视觉功能很难恢复。

4. 屈光参差矫治的反应

对于双眼均具有较好矫正视力的被测者，在双眼的屈光不正得到矫正后，均会有注视不舒适（甚至复视）的主诉。对于这种情况，应采取心理疏导、视觉训练和行为指导等措施逐渐提高双眼视觉的质量。

第七部分　非球面透镜片屈光矫正的探索

一、平面投照方向、光斑与畸变及矫正方法

1. 圆形光束通过球面透镜的镜片光学中心

（1）投照在荧光屏上——光斑

① 垂直通过——圆形。

② 斜向通过——椭圆形。

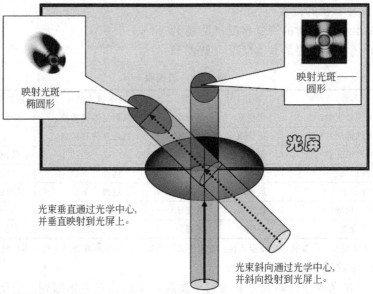

映射光斑——椭圆形

映射光斑——圆形

光屏

光束垂直通过光学中心，并垂直映射到光屏上。

光束斜向通过光学中心，并斜向投射到光屏上。

（2）入射角与光斑

① 入射角越大——椭圆形的长度越大。

② 入射角越小——椭圆形的长度越小。

2. 圆形光束通过镜片的点与光斑

（1）与光学中心的距离——光斑

① 距离越大——越背离圆形。

② 距离越小——越接近圆形。

（2）入射方向与光斑

① 指向光学中心——越接近光心，越接近圆形。

② 背离光学中心——越背离光心，越趋于椭圆。

3. 修正视像畸变的方法

① 镜片曲面修正：非球面透镜。

② 眼内人工晶体植入。

在以上两种方法中，镜片曲面修正法更易于被接受，风险也会相对较小。

二、非球面透镜的视像质量

1. 使用球面镜片应能获得比较理想的视觉效果

① 摘、戴眼镜时有视像的扭曲感。

② 较高的屈光不正初戴球面镜片眼镜，一般均会有一个 7～10 天的适应期。

③ 一旦适应，对获得的视像均有满意的效果。

④ 已经使用球面镜片矫正，在将来换用非球面镜片，主观上感到视像质量有所提高。

2. 使用非球面镜片应能获得更为理想的视觉效果

关于戴用非球面镜片制作的眼镜的实际效果往往会被描述得非常玄妙。这种玄妙往往又成为营销中的"亮点"，实际上戴用者的实际戴用效果与下图所示的效果基本相近。

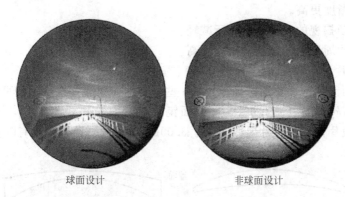

球面设计　　　　　　　　　　非球面设计

① 摘、戴眼镜时，不再有视像的扭曲感。

② 较高的屈光不正初戴眼镜基使用非球面镜片，一般认为适应的时间会有所缩短。

③ 已经使用非球面镜片矫正，在将来换用球面镜片时，主观会感到视像质量明显下降。

④ 透过镜片获得的视像，更接近客观的平面比例。

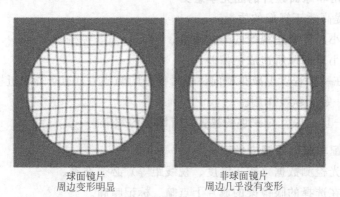

球面镜片　　　　　　　　　　非球面镜片
周边变形明显　　　　　　　　周边几乎没有变形

戴用非球面眼镜虽然有一定的主观视觉效果，但实际上所获得的视觉效果与镜片厂家提供的道具还是不相同的，道具所显示的效果不过是将镜片的物距和像距的尺寸进行互置后所产生的一种虚拟效果而已，这种效果是不能当真的。

3. 非球面透镜的种类

（1）从主观视像质量由低到高排列

① 轴对称非球面镜片：回转抛物面、回转双曲面、回转高次非球面。

② 两个对称面的非球面（如柱面、复曲面）镜片。

③ 非对称性空间（自由、或自适应）曲面镜片：这是一种以人眼视网膜生理视觉坐标为基础，进行镜片基弯设计而制造成的镜片。

（2）低→高的改变

1）视像质量

① 清晰度更高。

② 眼动扫视的波动感会有所减轻。

③ 镜片周边区的像质会有所提高。

2）镜片形态：更薄。

非球面镜片的确要比球面镜片薄一些，但绝非像一些人所说的可以减薄一半，从现有资料看，＋4.00DS 非球面镜片比球面镜片要薄 15％，－6.00DS 的非球面镜片比球面镜片要薄 20％。3.00DS 的镜片减薄的程度有限。

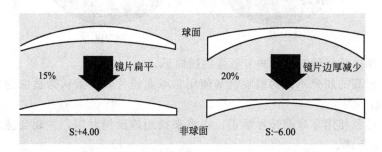

4. 使用非球面镜片的屈光学意义

（1）提高矫正视像的质量。

① 减小屈光矫正视像的畸变程度。

② 减小球面镜所造成色像差。

（2）在一定程度上减少横向注视时使用的调节力，有可能对近视眼的预防与控制有一定的积极作用。

（3）一旦适应，对获得的视像均有满意的效果。

5. 验配非球面眼镜应做到

① 屈光检测数据（矫正镜度、视线距等）必须准确。

② 应在选择的眼镜架的成片上点瞳、标记瞳高。

三、非球面透镜的应用与近视眼的预防与控制

1. 视觉效果

① 视像质量提高。

② 镜片周边视像质量。

以上两种视觉效果。都会使非球面眼镜的使用者所获得的视像更接近物体的自然形态。

2. 对调节的影响

使用非球面镜片后，在注视、扫视目标时所承担的横向调节负载会有所降低。这种横向调节负载的减轻，在眼视光学方面应当具有预防、控制负镜度增长的作用。

3. 近视眼预防、控制研究的回顾与展望

过去，我们一直在探索径向调节的控制对近视眼的预防与控制的意义，当我们再将横向调节的控制引入近视眼的预防与控制的研究工作中，通过从径向和横向两个方面对调节进行综合管理与控制，很有可能会使近视眼的预防与控制工作获得新的突破。

关于非球面镜片在近视眼预防与控制领域的应用，目前还没有见到可资参考的相关资料。应当说，镜片的视像质量（特别是周边视像效果）以及横向调节负载的降低，这显然应当对控制调节是起一定作用的。既然能对调节有一定控制的作用，就应当在近视眼预防与控制方面起到一定的积极作用。关于这方面的情况，希望能有更多的同仁进行尝试和探讨。

四、非球面眼镜的验光与配镜

戴用非球面镜片制作的眼镜，是否就可以百分之百地获得舒适的戴用效果呢？应当说，戴用非球面眼镜与舒适的戴用效果并没有必然的联系。要想获得理想的戴用效果，就必须抓住"验光三要点"和"定配三要点"这两个方面。

1. 验光三要点

① 简约验光难以充分发挥非球面镜的视觉效能。

② 验光操作必须以达到双眼屈光均衡为检测目标。

③ 应以完全性屈光矫正镜度作为配镜处方数据。

2. 定配三要点

① 调校眼镜架。

②"点瞳"划线：将镜片的加工中心标记在 A 区的瞳孔中心上（下左图）。在实践中具体该怎样"点瞳"则要根据被测者所选眼镜框的规格尺寸来确定。

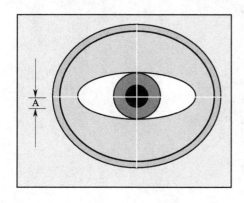
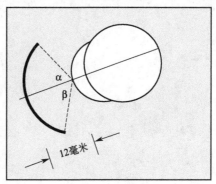

③ 基本视线方向垂直于镜片的光学中心。

　　使用任何一种镜片配制眼镜，都要保证戴用者的主觉视线垂直通过镜片的光学中心，只有这样才能获得良好的矫正视觉，也只有这样才可以使戴用者获得比较均衡的镜片的周边视觉感受，这一问题在渐进眼镜、非球面眼镜的配置中显得尤为重要。要想做到这一点，核心问题是要使配制好的眼镜，在戴用时一定要有一个合理的前倾角。

第十二章

行走试戴与瞳距测量

第一部分　视线距与瞳距

一、视线距

视线距，这是我国当代眼屈光学先行者徐广第先生于 1995 年提出的一个新概念，应当说这是一个非常科学的名词概念。时至今日，已历经 25 个年头，这一个科学概念仍旧被传统的不够清晰的概念所掩盖。这既反映了科学概念从产生到公认的艰难历程，也反映了眼视光领域传统理念的顽固与坚守力量之强大。

在此，特将徐老关于视线距与瞳距的论述以图文的形式再次向各位眼视光学同仁和各界有识之士郑重推荐。当然，这里的叙述的仅是个人对徐老有关论述的学习体会，如有不当，还望各位同仁、有识之士不吝赐教。

1. 视线距的定义

视线距，是指在注视某一目标时，在眼前 12mm 处两眼视线的距离。注视无限远的目标时的视线距就称为远用视线距，注视眼前有限远（通常是指阅读距离）的目标时的视线距就称为近用视线距。

戴用屈光矫正眼镜，是要将眼镜放置在眼前 12mm 这个位置，因此双眼的视线在这一位置的距离就是两只镜片光学中心所在的位置。配制出来的眼镜只要符合这样的要求，就一定能获得最大的光学矫正效果，也将获得更为舒适的戴用效果。

2. 瞳距与视线距

（1）瞳距（PD）　两瞳孔中心的距离。这是眼科学、屈光学多年来一直强调的一个概念。

（2）视线距（LD） 双眼注视时，眼前某一距离（屈光学特指眼前12mm）的视线间距离。

（3）眼镜配制 以上两个概念，多年来并未取得统一的认识。但是，眼镜配制的确与视线距的关系更为直接。眼镜必然要在眼前一定的距离（常规：12mm）使用，要想取得理想的矫正效果，两眼的视线就一定要分别通过两只镜片的光学中心。这也就是说：

视线距（LD）≡光学中心距（CD）

远用眼镜：$FLD=FCD$

近用眼镜：$NLD=NCD$

（4）瞳距、视线距与光学中心距的关系

① 远用眼镜：$FPD=FLD=FCD$

② 近用眼镜：$NPD>NLD=NCD$

这也就是说，使用远用瞳距处理光学中心距是没有误差的，但是使用近用瞳距处理光学中心距则一定是不正确的。

3. 视线距

（1）远用视线距始终是一个常数

① 不受测量位置的影响。

② 远用眼镜：注视远方的视线（$O_R C_R$ 与 $O_L C_L$），一定平行地、分别通过两只镜片的光学中心（C_{R1}、C_{L1}）。即，$P_R P_L=C_{R1}C_{L1}=C_{R2}C_{L2}=C_{R3}C_{L3}$

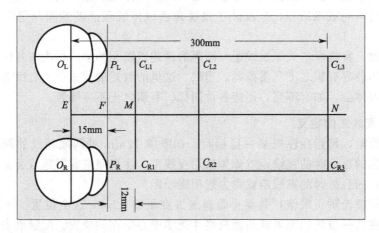

（2）近用视线距恒小于 NPD

① 注视距离越远，NLD 也会相对较大。

② 测量位置距眼越远，NLD 就会越小。

③ 近用眼镜：注视近距离目标（N）的双眼视线，一定是以会聚的方式分别通过近用眼镜镜片的光学中心（C_{L1}、C_{R1}）。

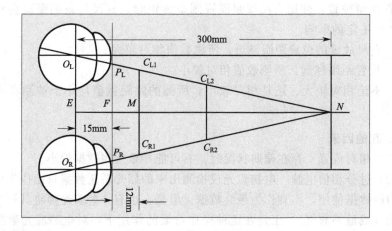

4. 建议

鉴于 PD 不一定能等于 CD 和 NPD 一定大于 NCD 这两种情况，应当说在近用眼镜配制中要求量取、应用 NPD 是不符合客观实际的，也极易发生误导现象。鉴于这种情况，又根据眼科学、屈光学对于词的使用习惯，建议更新相关名词的定义概念。至少应当将 NPD 的定义概念修订为是指眼前 12mm 距离两眼视线的数据。

二、 影响视线（间）距测量的最为多见的因素

1. 被测者的因素

（1）瞳距（PD）的大小

① 瞳距较大者，所测瞳距相对较大。

② 瞳距较小者，所测瞳距相对较小。

（2）注视距离

① 注视距离越远，所测瞳距相对较大。

② 注视距离越近，所测瞳距相对较小。

（3）存在斜视

① 内斜视：所测瞳距相对较小。

② 外斜视：所测瞳距相对较大。

2. 检测者的因素

（1）比较瞳距

① 瞳距检测者＞瞳距被测者：直尺所测瞳距偏大。

② 瞳距检测者＜瞳距被测者：直尺所测瞳距偏小。

（2）检测方法

① 注视方式：双眼共同注视下测量的瞳距，恒小于被测者的客观瞳距。

② 视力低下：可能会出现判定性测量误差。

③ 测量位置：使用直尺双眼同视测量瞳距时，直尺与眼的距离会对测量数值产生一定的影响。

a. 直尺放置的位置距眼越近，所测数值相对较大。

b. 位置距眼越远，所测数值相对较小。

c. 不论相对较大、还是相对较小，所测的瞳距数值均小于被测者实际的瞳距。

3. 其他因素

（1）相对位置　存在偏斜状况时，有可能导致所测数据偏小。

（2）过分相信电脑　电脑验光仪检测出来的屈光矫正数据只能作为屈光检测的初始数据使用，不宜作为最终数据。但是，也有一些验光师将其视为次最终数据（或最终数据）。正是在这种操作习惯的作用下，对电脑验光数据采取了以下两种处置方法。

① 屈光矫正镜度：略作加、减（甚至不作任何处置），即作为处方矫正镜度。

② 瞳距：直接将其用于配置屈光矫正眼镜。

以上两种处置方法，显然都不是科学规范的操作模式。特别是保持稳定注视状态不够理想的被测者，这两种数据在检测中都会因对准偏位而发生相应的偏差。

① 屈光矫正镜度将发生以柱镜度为主的变化。

② 瞳距可能增大，亦可能减小，但以减小更为多见。

在使用电脑验光仪检测时，如何知道检测结果有可能会出现偏差呢？这就要观察检测时对焦状况指示亮点的稳定程度和锐度。

① 稳定程度不良：应考虑瞳距、柱镜为主的镜度偏差。

② 稳定较好、锐度不佳：球镜度偏差。

③ 稳定、锐度都较差：此时检测数据的信度最差。

验光，是一项必须关注结果的艺术。而其艺术的魅力正在于对细节操作的有效控制力和对中间环节敏锐洞察力的结合。

以上介绍的仅是个人一点体会，仅供参考。

第二部分　视线距（瞳距）测量

一、直尺测量的要求

1. 瞳距尺

（1）基本规格　瞳距测量尺的种类、样式很多，但规格则相对比较统一。即长度：14~16cm；最小可测瞳距：40mm；最大可测瞳距：≮80mm。

（2）测量功能

① 主要功能：瞳距（包括单侧瞳距）、距离测量。

② 辅助功能：角度测量、瞳高测量等。

2. 瞳距测量的基本要求

（1）位置　测量标尺位于双眼角膜顶点前 12mm。

（2）尺、眼状态。

① 保持瞳距尺与眼呈前倾状态（与额面的夹角应控制在 8°～15°，实际测量中，应参照眼镜的用途来确定）。

② 在检测中，必须保持尺-眼处于稳定的状态。

3. 瞳距尺测量的基准点

使用瞳距尺测量瞳距，有两个关键问题需要注意。其一是观察的基准点的选择；其二是执尺的方法。进行瞳距测量，可以作为观察基准点的有以下四个。

（1）瞳孔中心　比较难于精确，基本无人使用。

（2）瞳缘　精确定位容易（多采用一侧瞳孔的内缘到另一侧瞳孔的外缘）。

（3）反光点　以反光点作为基准点，则需借助于笔式手电。检测者将光从略偏离视线的方向投射到角膜，并根据反射原理观察光在角膜上的反光点。以反光点作为瞳距测量的观察基准点时，一定要保证对双眼的投照角度要一致。角度不一致，测量的数值就会出现偏差。

（4）眼的眦角　曾经有人介绍过此方法。一般认为通过这个基准点检测到的数据误差过大。使用这一对基准点进行瞳距测量应当是在极特殊情况下的无奈之举。眼视光矫正很难遇到这种情况。

4. 规范的执尺方法

① 食指置于尺的远眼面。

② 拇指置于尺的近眼面（拇指尖恰与食指的中、末节交界处相对）。

③ 中指、无名指置于被测者头部左稳定支撑（有人中指挥伸不直，则将其置于尺的远眼面）。

④ 食指指尖用力回钩。此时，就可以使瞳距尺保持在最佳的测量状态。

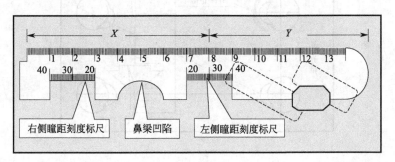

二、远用视线距测量

1. 确定测量零点

① 请被测者用双眼注视自己的左眼。

② 将瞳距尺按测量要求放置在被测者双眼之前。

③ 闭合右眼，用左眼观察被测者右眼的瞳孔。

④ 确认其右眼瞳孔的外缘（或内缘）所对应的瞳距尺的刻度。

⑤ 保持瞳距尺位置的恒定。

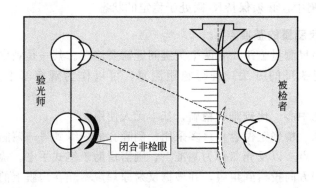

2. 确定测量终点

① 再请被测者用双眼注视自己的右眼。

② 继续保持瞳距尺在被测者双眼之前的位置。

③ 闭合左眼，用右眼观察被测者左眼的瞳孔。

④ 确认其左眼瞳孔的外缘（或内缘）所对应的瞳距尺的刻度。

⑤ 读出瞳距尺上左眼瞳孔的外缘（或内缘）所对应的刻度值。这一刻度值就是被测者的远用视线距（瞳距）

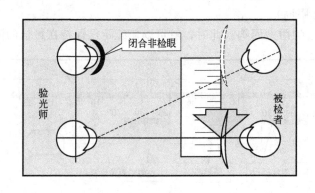

三、三种不正确的瞳距测量方法

1. 注视检测者鼻梁前的手指

（1）被测者瞳距＜检测者瞳距

① 说明：下图中箭头所指是的就是被测者双眼的视线，两线间的距离就是视远的视线距。

② 被测者双眼注视，检测者双眼观察，检测到的数据显然小于被测者实际的瞳距。

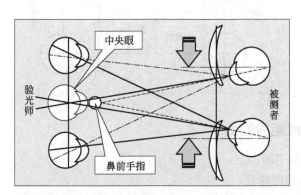

（2）被测者瞳距＞检测者瞳距　检测出来的瞳距同样也小于被测者实际的瞳距。只不过此情况下发生的偏差要更大一些。

2. 注视检测者鼻梁

下图显示的是，在检测者双眼同视和被测者注视检测者鼻梁的情况下，检测者是以虚拟的中央眼来确认视觉方向的。在测量远用瞳距时，所测量到的数据永远小于被检测者的实际瞳距。

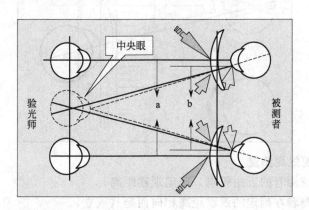

3. 注视伸向检测后方的手指

下图显示的是，在检测者双眼同视和被测者注视检测者后伸手指的情况下，检测者仍旧是以虚拟的中央眼来确认视觉方向的。用这种方法测量远用瞳距，所测量到的数据仍不会正确，实际检测的数据依旧会小于被检测者的实际瞳距。

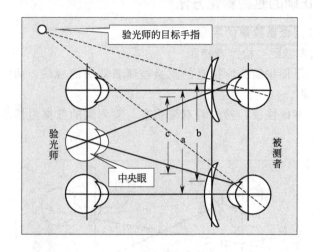

四、近用视线距的测量

检测方法如下图。

1. 视近视线的特征

双眼视近的视线是会聚的。因此，在测量时，观察者只要用一只眼分别对被测者的左、右眼进行观察就可以测量出被测者的近用视线距 *NLD*。

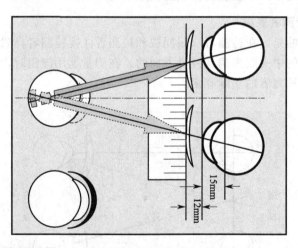

2. 近用视线距测量

① 根据被测者的近用需求，确定观察距离。

② 与被测者在确定的观察距离相向而坐（或立）。

③ 请被测者用双眼同时注视自己用于观察的左或右（以左眼为例）眼。

④ 将瞳距尺按测量要求放置在被测者双眼之前 12mm。

⑤ 首先观察被测者的右眼瞳孔的内缘（或外缘）所在位置，确定 *NLD*

的零点位置。

⑥ 其次观察被测者的左眼瞳孔的外缘（或内缘）所在位置，读取零点位置到终点的位置刻度值。

⑦ 所读取的刻度值，就是被测者在特定视距的 *NLD*（两个★间的距离）。

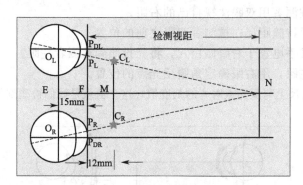

五、 视线距（瞳距）测量反射光测量法

1. 工具及应用

（1）工具　笔式手电（下图）、直尺。

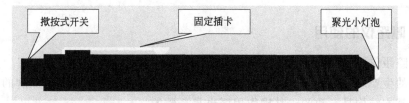

（2）应用　测量瞳距，借助反射光还可以进行点瞳（对瞳孔中心在眼镜架镜圈中的位置进行标记）。

2. 测量过程

（1）确定测量零点

① 请被测者用双眼注视自己的左眼。

② 将瞳距尺按测量要求放置在被测者双眼之前。

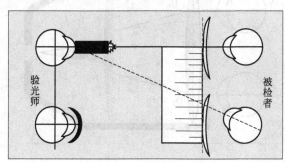

③ 将笔式手电置于左眼四白穴，将光投照到被测者右眼。

④ 闭合右眼，用左眼确定角膜反光点的位置。

⑤ 将直尺的零刻度与反光点对齐。

（2）确定测量终点（下图）

① 再请被测者用双眼注视自己的右眼。

② 继续保持瞳距尺在被测者双眼之前的位置。

③ 将笔式手电置于右眼四白穴，将光投照到被测者左眼。

④ 闭合左眼，用右眼确定角膜反光点的位置。

⑤ 读出直尺上与反光点对齐的刻度值，这个值就是我们检测到的瞳孔中心距。

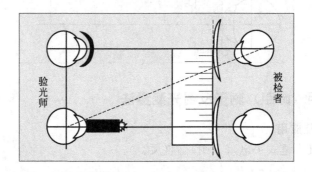

六、瞳距仪的使用

瞳距仪，又叫瞳孔计。这是测量瞳距所使用的最为常见的一种设备。这种仪器的生产厂家很多，仪器的品种也很多。但就其结构而言，各种品牌的瞳距仪的基本结构是一致的。其操作程序也是一致的。

1. 瞳距仪的基本结构

（1）凸透镜

① 仪器内部，最关键的部件是一只可以前后移动的、起聚光作用的凸

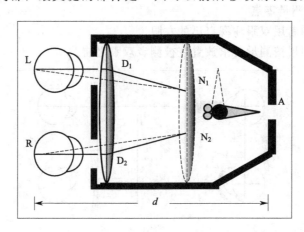

透镜。

②与凸透镜位移联动的注视距离显示设定系统。

（2）其他辅助装置

①与凸透镜联动的单、双眼瞳距的指示显示系统。

②与照准系统联动的双侧调节装置。

③对任意眼进行遮挡的遮挡板及调节扳手。

2. 瞳距仪测量的基本程序

（1）远用视线距（瞳距）的测量

①将模拟注视距离设定为"∞"。

②请被测者注视瞳距仪中亮环的中心。

③遮挡被测者左眼，将照准线调节到通过瞳孔中心。

④遮挡被测者右眼，将照准线调节到通过瞳孔中心。

⑤去遮挡，复核、确认两侧找准线通过瞳孔中心。

⑥读取仪器显示的瞳距（PD、$L\text{-}PD$、$R\text{-}PD$）。

（2）近用视线距（瞳距）的测量　将模拟注视距离设定在预定位置，其他操作步骤同前。

说明：瞳距仪还有一种伪裂像式对准模式，这种模式的对准方式是将上下分离的像合成一个完整的图像。

七、光学中心距（近用瞳距）的计算

1. 看图知理

注视远距离目标时，图中 P_{DL}、P_{DR} 分别为左右眼瞳孔中心，两点的距离就是瞳距（PD），瞳距显然等于 $O_L O_R$。

注视近距离目标（N）时，左右眼瞳孔中心分别为 P_L、P_R，C_L、C_R 分别是矫正眼镜左右镜片的光学中心。即

$$O_L O_R > P_L P_R > C_L C_R$$

显然，配制眼镜需要明确的数据应当是 $C_L C_R$，而 $P_L P_R$ 与眼镜的配制则并无直接关系。

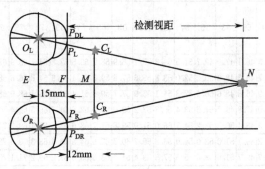

从图中我们可以知道：

$\triangle NO_LO_R \backsim \triangle NC_LC_R$，即 $O_LO_R : C_LC_R = EN : MN$

这也就是说，当我们知道 EN、MN、O_LO_R 的长度就可以计算出 C_LC_R 的长度。

C_LC_R 就是近用屈光矫正眼镜的光学中心距（NCD）。

用被测者的注视距离减去角膜到镜片的距离就等于 MN，即 $MN = d - 12$。

用被测者的注视距离加上角膜至眼球旋转中心的距离就等于 EN，即 $EN = d + 15$。

倘若我们检测近用光学中心距的距离为 30 厘米时，只要将这一距离加上 27 毫米就可以得到 $EN = 327$ 毫米这一数据。

$$NCD = \frac{PD \times 300}{300 + 27}$$

这个公式进一步可以转化为：

$$NCD = \frac{PD \times 300}{327}$$

将上式进一步简化，就可以得出一个新的公式：

$$NCD = 0.9174 \times PD，约为 \ NCD = 0.92 \times PD$$

$NCD = 0.92 \times PD$ 就是在知道远用视线距（瞳距）的情况下，得出近用光学中心距（NCD）最简捷的一个途径。

例 1　被测者远用视线距（瞳居）为 65 毫米，将其代入上式，$NCD = 0.92 \times 65 = 59.8 \approx 60$ 毫米。

2. 不同注视距离光学中心距（近用瞳距）的计算

不同注视距离光学中心距（近用瞳距）计算常数是不一样的，为了满足这样的情况，特将常用近用注视距离的计算常数，以及远用瞳距（45~84 毫米）在 25 厘米、28 厘米、30 厘米、40 厘米、70 厘米、1 米视距时所对应的 NCD 值列于表 12-1、表 12-2 中，以供各位同仁参考和查阅。

表 12-1　奇数远用"瞳距"与不同近用距离所需近用光学中心距对照表

近用距离 ＼ 远用瞳距	45	47	49	51	53	55	57	59	61	63	65	67	69	71	73	75	77	79	81	83
25cm	40.6	42.4	44.2	46.1	47.9	49.7	51.5	53.3	55.1	56.9	58.7	60.5	62.3	64.1	65.9	67.7	69.5	71.3	73.1	74.9
28cm	41.0	42.9	44.7	46.5	48.3	50.2	52.0	53.8	55.6	57.5	59.3	61.1	62.9	64.8	66.6	68.4	70.2	72.0	73.9	75.7
30cm	41.3	43.1	44.9	46.8	48.6	50.4	52.3	54.1	55.9	57.7	59.6	61.4	63.3	65.1	66.9	68.8	70.6	72.4	74.3	76.1
40cm	42.2	44.0	45.9	47.8	49.7	51.5	53.4	55.3	57.2	59.0	60.9	62.8	64.7	66.5	68.4	70.3	72.1	74.0	75.9	77.7
50cm	42.7	44.6	46.5	48.4	50.3	52.2	54.1	56.0	57.9	59.7	61.7	63.6	65.5	67.4	69.3	71.2	73.1	75.0	76.9	78.8
70cm	43.3	45.2	47.2	49.1	51.0	52.9	54.8	56.8	58.7	60.7	62.6	64.5	66.4	68.3	70.3	72.2	74.2	76.6	78.0	79.9
100m	43.8	45.8	47.7	49.7	51.6	53.6	55.5	57.5	59.4	61.4	63.3	65.3	67.2	69.2	71.1	73.1	75.0	76.9	78.9	80.8

表 12-2　偶数远用"瞳距"与不同近用距离所需近用光学中心距对照表

远用瞳距 近用距离	46	48	50	52	54	56	58	60	62	64	66	68	70	72	74	76	78	80	82	84
25cm	41.5	43.3	45.2	47.0	48.8	50.6	52.4	54.2	56.0	57.8	59.6	61.4	63.2	65.0	66.8	68.6	70.4	72.2	74.0	75.9
28cm	42.0	43.8	45.6	47.4	49.2	51.1	52.9	54.7	56.5	58.4	60.2	62.0	63.8	65.7	67.5	69.3	71.1	73.0	74.8	76.6
30cm	42.2	44.0	45.9	47.7	49.5	51.4	53.2	55.0	56.9	58.7	60.5	62.4	64.2	66.0	67.9	69.7	71.5	73.4	75.2	77.0
40cm	43.1	45.0	46.9	48.7	50.6	52.4	54.3	56.2	58.1	60.0	61.8	63.7	65.6	67.5	69.3	71.2	73.1	75.0	76.8	78.7
50cm	43.7	45.6	47.5	49.3	51.2	53.1	55.0	56.9	58.7	60.7	62.4	64.6	66.3	68.3	70.2	72.1	74.0	75.9	77.8	79.7
70cm	44.3	46.2	48.1	50.1	52.0	53.9	55.7	57.8	59.7	61.6	63.6	65.6	67.4	69.3	71.3	73.3	75.1	77.0	79.0	80.9
100m	44.8	46.8	48.7	50.6	52.6	54.5	56.5	58.4	60.4	62.3	64.3	66.2	68.2	70.1	72.1	74.0	76.0	77.9	79.9	81.8

说明：以上两表的中的近用距离的计算方式，是以眼镜到注视点的距离为准。

第三部分　试戴眼镜架

一、试戴眼镜架的规格

所有的试戴眼镜架都是用金属材料和非金属材料搭配制造而成的。早期所使用的非金属材料多为胶木，当前多使用塑料。早期的试戴眼镜架颜色比较单一，当前更趋向使用彩色。

试戴眼镜架的分类是以光学中心距（瞳距）是否可以调节进行分类的。光学中心距可以调节的就称为可调式试戴眼镜架，光学中心距不可以调节的就称为固定式试戴眼镜架。

在当前，这两种眼镜架的眼镜腿的长度、散光轴位的方向都是可调节的，眼镜腿水平长度的调节范围在 100～130 毫米之间。

使用固定式试戴眼镜架，就必须准备各种规格尺寸的试戴架以备用。这些规格尺寸如表 12-3 所示。

表 12-3　试戴眼镜架的规格

部位	固定式试戴眼镜架的有关信息												
规格	70	68	66	64	62	60	58	56	54	52	50	48	46
适用	成年人				成年人、青少年					少年儿童			
镜腿	可调尺寸 100～130 毫米												

注：当前，市场上供应的固定式试戴眼镜架的最大尺寸为 70 毫米，可以供应的最小尺寸为 46 毫米。这两种规格的眼镜架的使用率都不会很高，但缺少还是不太妥当的。

二、 试戴眼镜架配备与应用

1. 试戴眼镜架的配备

眼镜店配备试戴眼镜架，有三种配置方案：

① 在配备可调式试戴眼镜架的情况下，选择几款常用的固定式试戴眼镜架作为补充。用于作为补充的规格一般定位在 60～68 毫米。需用其他尺寸时，一律用可调式试戴眼镜架来解决。

② 一律配备固定式试戴眼镜架。

③ 一律配备可调式试戴眼镜架。

以上 3 种方案中，以第 1 种方案最为合理。第 2 种方案遇到瞳距较大的人，试戴的感觉就会不准确。第 3 种方案最大的缺陷就是购置费用相对较大。

2. 试戴眼镜架的应用技巧

（1）固定式试戴眼镜架的规格中只有偶数值

① 对偶数瞳距者，以瞳距的实际尺寸选择试戴眼镜架。

② 对奇数瞳距者一律采取 $PD-1$ 的方式选择试戴眼镜架。

（2）试戴眼镜架共同的不足　前倾角基本为零。

① 对远用屈光矫正镜度的试戴，可以不进行前倾角的调整。

② 对近用屈光矫正镜度的试戴，应对试戴眼镜架的戴用状况进行必要的调整。

（3）试戴眼镜架的重量相对较重（特别是可调式试戴眼镜架）　长时间戴用，均会有试镜架的沉重感和鼻梁压迫感，这种感觉对屈光矫正镜度的试戴体验可能会产生一定负面影响。因此在进行屈光矫正镜度试戴调整时，验光师一定在最佳的试戴感受中，完成试戴检验及镜度的调整。为实现这样一种状态，验光师必须做到：

① 试戴中，验光师询问、指导和对精度的调整，必须及时、准确和到位。

② 精心控制试戴时间。非特殊情况，远用屈光矫正镜度的试戴以不超过 30 分钟为宜，近用屈光矫正镜度试戴以 15 分钟为宜。

第四部分　行走/阅读试戴

一、 远用行走试戴

屈光矫正镜度试戴，要做到有的放矢。

行走试戴是屈光检测过程的重要的组成环节。没有这一环节，验光的过程就是不完整的。而没有经过行走试戴检验核准的屈光矫正镜度，在实际中发生的戴用适应问题的可能性也会相对较大。验光师在实施行走试戴验证和调整时，一定要注意以下几个方面。

1. 模拟现实的环境

成功引导被测者在模拟现实环境中进行试戴，就成为试戴检测阶段工作质量的关键。应当至少注意以下方面。

（1）生活环境　1间房子是基本家庭生活条件，鳞次栉比的城市环境是现代人最基本的社会生活条件。

（2）学习环境　1张桌子是自我学习的条件，1间较大的房子则是学校学习的必备条件。

（3）工作环境　1台电脑、1张报纸、几本书是戴眼镜者必需的工作条件和消遣的方式。

（4）职业特点　不同的职业，其工作环境是不同的，例如交通警察、乐队指挥、责任编辑、摄影记者等。

（5）特殊需求　某些被测者有特殊需求。如老年人的健身活动与旅游习惯等。

2. 需要考察的内容

（1）静态视觉考察　特指对固定距离目标的考察。这种考察应注意的要点有两个方面。

① 3个区间：1～2.5米；5～10米；20米～∞。选择这3个区间的各1～2个目标进行考察。

② 考察内容：视物的清晰度；视像的真实性。

（2）眼动视觉考察　这里讲的是对双眼运动中的视觉感受考查。

① 远↔近：考察区间点与点注视转移过程的试戴情况。

② 左↔右：考察水平扫视视觉平面时的试戴情况。

③ 上↔下：考察双眼同步垂直运动时的试戴情况。

（3）物动视觉考察　这里说的是对运动物体视觉感受的考察。主要考察的内容有两个方面。

① 街道上行驶的车辆。

② 眼前以常速行走的人。

（4）兼用视觉考察　任何用途的屈光矫正眼镜都不可能只在其特定距离使用，或多或少总存在兼用的问题。对于远用屈光矫正镜度而言，需要解决的一个至关重要的兼用问题就是：兼作看近。这应当是所有戴用远用眼镜都需要进行考查的问题。倘若远用眼镜解决不了兼行近用的功能，就需要对被测者近用屈光矫正镜度进行进一步的检测与考查。

3. 考察的目标

（1）考察目标　确定屈光矫正最合理配镜数据。

（2）考察方法　评估验光结果的应用性能。

（3）操作方法　主要通过以下两种方式。

1）增减镜度

① 增减镜度，一般以减度形式比较多见，增者极少。

② 矫正镜度增减一般以球镜度的增减为主，柱镜度为辅。

③ 调整柱镜度时，应关注等效球镜的转换问题。

2）调整轴位　注视透视线有偏斜、透射性物体边缘锐度下降则需适当调整散光轴位。

二、近用阅读试戴评估

1. 近用阅读的方式

考察近用阅读矫正的情况，大多以考察坐位阅读书籍的方式考察为主。但实际生活中，阅读姿势远不止这一种。大致上说有以下几种。

① 正位坐姿阅读。

② 水平注视阅读。

③ 立姿浏览阅读，在这里还应当注意图书管理员的上视查询浏览的阅读方式问题。

④ 视屏浏览阅读。

除以上四种常见的阅读方式外，还有一种阅读姿势应当是司空见惯的一种阅读方式，这就是躺卧睡前阅读。尽管这种方式被认为是不健康的，但可能也是合理的阅读方式，这几乎是所有喜欢读书的人的共同习惯。对于这种习惯，验光师在进行验光时就没有道理不给予关注，特别是在进行兼用视觉考查和近用屈光矫正镜度进行阅读时代时更应给予特别的关注。

2. 近用阅读评估目的

① 确定远用屈光矫正镜度在近距工作中的兼用性能。

② 确定近用屈光矫正镜度的应用未加正镜度值。

3. 近用阅读评估结果的处置

（1）难以完成近距工作任务。此种情况，只要适当降低负镜度（或增加正镜度），就可以鉴别问题的原因。

1）凡远用视力仍保持良好，近用视觉又有改善。

① 近视眼：远用负镜过度矫正。

② 远视眼：远用正镜矫正不足。

2）近用视力有提高，但远用视力明显下降。

① 生理性调节力不足。

a. 并发老视：须予以矫正。

b. 高度近视初用完全矫正眼镜：进行视觉自我训练以提高眼的调节储备力；必要的话，亦可定制一副近用眼镜以应急需。

② 病理性调节力不足：身体虚弱，需积极治疗原发疾病。视近困难问题

可用较大直径的助视镜来解决。

（2）在戴用老视眼镜的情况下，再次出现老视的相关症状。这种情况一般均说明需要更换较大度数的老视眼镜。

4. 近用阅读评估应注意的问题

（1）几种体姿状态阅读的兼用问题。这是一个极少被提及的、又是一个非常实际的问题。解决这一问题只能依靠验光师的学识，或在各种体姿模拟状态下的评估来实现。

（2）一副眼镜能否在多种情况下都能舒适戴用呢？应当说，通过以下两种方法，可能会起到一定积极的作用。

① 指导被测者根据使用状况，调整眼镜的戴用状态。

② 对眼镜进行必要的调整：以适应某种体姿的戴用。

附录 眼屈光检测流程图解

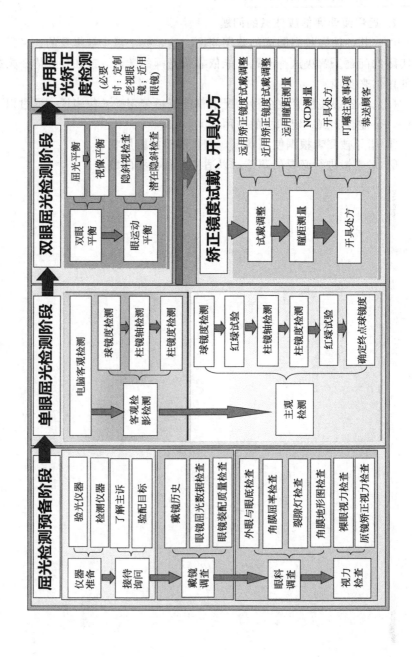

根据齐备写的《综合验光仪的原理和操作方法》一书的内容，将综合验光仪的操作程序编制成此表。验光师可以依据此表进行顺序操作，可以尽快熟悉验光仪的基础操作程序，以便在较短的时间会这项技术。

编写者：呼正林

手动综合验光仪基础操作程序一览表

操作分类		操作名称		基础操作		检测目标	检测报告	调整，检测操作顺序	难度系数	备注
大项	小项	(1)	(2)	投影视标	综合仪设定					
一	1	准备程序	开启电源					连接电源线	10	
								开启开关		
								检视接电状况		
	2		仪器回零		零初始设定	令被测者处于舒适位		球、柱、轴应置于游离零位		
								悬臂置于居中零位		
	3		六项调整		调整眼高			升、降检测验光仪高度		
								或调整综合验光仪高度		
					调整水平	令气泡居中（使左、右片居于水平位）		调节平衡螺旋		
					调整光心距	令视孔中心距在视近的视线上		调整光心（瞳）据螺旋		
					调整镜眼距	镜距示窗：角膜顶点与指示垂直线段切线		调整鼻止螺旋		
					调整集合	令左、右片居于对称注视位状态		将集合杆调至远望位（外侧）		
					调整前倾角	令检测的前倾角适宜		调整悬挂前倾角紧固螺旋		
二	1	预置数据	电脑检测			初索屈光检测数据		电脑操作：测量、记录	5	
	2		检影检测		R 辅片			检影操作：测量、记录		
	3		置放试片		将初检的屈光矫正度置于双眼视孔			对1或2的数据进行对镜所测数据进行综合分析		
								将 DS、DC 和 A 置于双眼视孔		

续表

操作分类 大项	小项	操作名称 (1)	操作名称 (2)	投影视标	基础操作 综合仪设定	检测目标	被检测报告	调整、检测操作顺序	难度系数	备注
三	1	远距雾视	增加雾视	0.3的视标	递增正镜度	控制调节	有变化→模糊	①双眼同加正镜度（或同减负镜度）；②同加（或同减）的屈光量为0.25DS×3；③同加（或同减）的速度：每增+0.25（或-0.25）DS/3~5'	2.5	
	2	双眼注视				放松调节	模糊	令被测注视0.3的视标3~5'		
四	1	单眼注视			右眼通光状态			遮盖左视孔	10	
	2	去柱 加负球		0.6的视标	去（右）柱镜 加负球镜	初定散光轴	看清楚0.6的视标　清晰　方位	将右眼柱镜度回归零状态 以-0.25DS梯度递增 （或以+0.25DS递减） 调整位置 0~3点：3-n　9~12点：21-n 注：12点可视作0点；3点和9点实为同轴		
	3	定轴		散光盘	加负柱镜	初定散光轴	随柱镜增加，模糊的辐射线逐渐变清晰	①递增柱镜度梯度→-0.25DC ②各个方向辐射线同样清晰		
	4	定度			加负柱镜	初定散光度	看清0.8	递增球镜度级-0.25DS 直至视力0.8		
		强制0.8		0.8的视标	加负球镜度	视力0.8	达不到0.8	递增球镜度-0.25DS 直至视力0.8	10	
五	1	第一次红绿试验		红、绿并列视标	辅镜（0,12）、球镜互调	精调球镜度	红颜色：较亮　仍红颜色：亮	加辅镜 加负球：加+0.12DS辅镜 加+0.25DS球镜度　减辅镜：减+0.12DS辅镜		
	2	红绿调球						直至报告：①红、绿背景清晰度一致 ②绿背景较红背景稍清楚		

续表

操作分类 大项	小项	操作名称 (1)	操作名称 (2)	基础操作 投影视标	综合仪设定	检测目标	被测报告	调整、检测操作顺序	难度系数	备注
六	1	JCC定轴	骑跨置镜	斑点状视标	将JCC附属置于右视孔	进入JCC定轴预备状态	清晰度一致（A＝B）	令JCC正、负柱镜轴骑跨于被测眼的预设轴（即令JCC手柄与被测眼的预设轴重合）	15	
	2		翻转校轴		翻转JCC	调整预设轴	A≠B　调整中	轴位准确无误		
							调整后：A＝B	向清晰面的负轴方向调整JCC翻转红点 轴方向（预设轴，即令追逐红点） 轴位已调准确		
	3		调轴原则		进一、退半	原柱镜≤—1.00DC	① 某一面清晰	向负轴方向旋转10° 轴已经调准		
						原柱镜＞—1.00DC	② A、B面同样清晰 另一面清晰	回退5°		
						确认轴位	同上	进5°，退2°~3° 直至两面清晰度一致（A＝B）		
七 (1)	1	JCC定度：预估初定柱镜量	叠轴置镜	斑点状视标	将JCC置于被测眼视孔	进入JCC定度预备状态		① 令JCC的焦点轴被测眼的预设轴重合 ② 注视视标3~5s	10	
	2		翻转定性			正、误（矫正）定性	比较：两面清晰度	翻转JCC请被测眼进行比较		
							A＝B	柱镜焦度准确无误		
							A≠B	柱镜焦度准确有误		
	3		移除定量		移去JCC、定柱镜的误矫量（注意：一般做三次）	确定误差矫量	清晰度不变	负轴（即红点）重合，欠矫—0.25DC 正轴（即白点）重合，过矫—0.25DC		
							斑点模糊	负轴（即红点）重合，欠矫＞过矫—0.25DC 正轴（即白点）重合，过矫＞欠矫—0.25DC		

续表

操作分类(大项)	操作分类(小项)	操作名称(1)	操作名称(2)	投影视标	综合仪设定	检测目标	被测者报告	动作	调整、检测操作顺序	难度系数	备注
七(2)	4	JCC定度：精确调整柱镜度	修正柱镜度(1)	斑点状视标	置JCC于视孔，并令被测者比较	修正欠矫	清晰面：被测者的柱镜轴与JCC负轴重合	减球加	>0.25DC 减−0.25DS 加−0.50DC	10	
								2倍柱	减−0.12DS 0.25DC △加+0.12辅镜 △加−0.25DC		
					令被测者翻转	修正过矫	清晰面：被测者的柱镜轴与JCC正轴重合	减柱加	>0.25DC 减−0.50DS 加−0.25DS		
								半量球	0.25DC 减−0.25辅镜 加+0.12辅镜 加−0.25DS		
	5	柱镜量	修正柱镜度(2)		设置中已有+0.12DS辅镜	修正欠矫−0.25DC	清晰面：被测者的柱镜轴与JCC负轴重合	减球	减−0.25DS		
								去辅	减+0.12辅镜		
								加柱	加−0.25DC		
						修正过矫−0.25DC	清晰面：被测者的柱镜轴与JCC正轴重合	减柱	减−0.25DC		
								去辅	减+0.12辅镜		
八	1	强制0.8		0.8的视标	加负球镜度	视力0.8	看清0.8		递增球镜度级−0.25DS 直至视力至0.8	2.5	同操作九
							达不到0.8				
	2	第二次红绿试验	红绿调球	红、绿并列视标	辅镜(0.12)，球镜互调	精调球镜度	红颜色：较亮	加辅镜	加+0.12DS辅镜		直至报告：①红、绿背景清晰度一致 ②绿背景清晰度较红背景稍清楚
								加负球	加−0.25DS球镜度		
							仍红颜色：亮	减辅镜	减+0.12DS辅镜		

操作分类	小项	操作名称(1)	操作名称(2)	投影视标	综合仪设定	检测目标	检测报告	调整、检测操作顺序	难度系数	备注
九	1		双眼雾视	0.5~1.0 字符视标	双眼同加 +0.75DS	放松双眼调节	视力约为:0.5~0.8		12	
	2		(旋转棱镜分视)→(双眼平衡)	斑点状视标	置旋转棱镜于双视孔,将零度于水平方位	视像分离→双眼平衡	右眼视像:在上 左眼视像:在下 上:清晰 下:清晰 模糊程度一致	右调至水平零位下2格 左调至水平零位下3格 右减-0.25DS(或加+0.25DS) 左减-0.25DS(或加+0.25DS) 镜度调整操作→停止		
	3	双眼平衡	(偏振镜分视)→(双眼平衡)	偏振平衡视标	置偏振镜(P)辅镜于双视孔	视像分离→双眼平衡	右眼视像:上、中条 左眼视像:中、下条 中、下条清晰 上、中条清晰 上、下条模糊程度一致	右减-0.25DS(或加+0.25DS) 左减-0.25DS(或加+0.25DS) 镜度调整操作→停止		
	4		(偏振镜红绿分视)→(双眼平衡)	偏振红绿视标	置偏振镜(P)辅镜于双视孔	视像分离→双眼平衡	上—绿9:亮 下—红6:亮 双眼模糊像质一样	右—绿9,下—红6 左—绿3,右—红5 右减-0.25DS(或加+0.25DS) 左减-0.25DS(或加+0.25DS) 镜度调整操作→停止		
十	1	双眼单视	去除辅镜	0.5~1.0 字符视标	去旋转棱镜 去偏振辅镜 去偏振辅镜	恢复双眼同视			0.5	
	2		双眼去雾			最佳矫正视力	矫正视力状况	双眼视孔同加-0.25DS 或同减+0.25DS 直至1.0(或最佳)视力		

附录　眼屈光检测流程图解

[1]　毕华德．眼科屈光学及其测定法．北京：人民卫生出版社，1955.

[2]　吴燮灿．眼科临床检查法．杭州：新医书局，1951.

[3]　赫雨时．临床眼肌学．上海：上海科学技术出版社，1963.

[4]　赫雨时．斜视．天津：天津科学技术出版社，1982.

[5]　宋振英．眼科诊断学．北京：人民卫生出版社，1985.

[6]　徐广第．眼屈光学．上海：上海科学技术出版社，1987.

[7]　孟祥成．儿童视力不良与斜视．哈尔滨：黑龙江人民出版社，1988.

[8]　徐宝萃，徐国旭．眼屈光学．哈尔滨：黑龙江科学技术出版社，1992.

[9]　阎洪禄，于秀敏．老年眼病学．北京：人民卫生出版社，2000.

[10]　刘宝钟，金登洲．眼镜制作加工和调整，重庆市眼镜专业技工培训学校，2000.

[11]　陈振豪．两眼视机能异常——诊断与治疗．台北：合计图书出版社，2000.

[12]　梅满海．实用眼镜学．天津：天津科学技术出版社，2000.

[13]　阎洪禄，高建鲁．小儿眼科学．北京：人民卫生出版社，2000.

[14]　杨景存．眼外肌病学．郑州：郑州大学出版社，2003.

[15]　王孟祺．棱镜在屈光矫正中的应用．台北：合计图书出版社，2003.

[16]　潘君骅．光学非球面的设计、加工与检验．苏州：苏州大学出版社，2004.

[17]　徐广第．眼科屈光学．第4版．北京：军事医学科学出版社，2005.

[18]　呼正林．实用渐进眼镜学．北京：军事医学科学出版社，2004.

[19]　李凤鸣．中华眼科学．第2版．北京：人民卫生出版社，2005.

[20]　王益明，何明裕．基础验光检查程序．台北：艺轩图书出版社，2005.

[21]　王益明，何明裕．基础验光检查程序．台北：艺轩图书出版社，2005.

[22]　施殿雄．实用眼科诊断学．上海：上海科学技术出版社，2005.

[23]　呼正林．眼与眼镜200问．北京：军事医学科学出版社，2005.

[24]　王满堂．临床验光学．台北：艺轩图书出版社，2005.

[25]　王光霁．视光学基础．北京：高等教育出版社，2005.

[26]　辛企明．光学塑料非球面制造技术．北京：国防工业出版社，2006.

[27]　吴柳庭．验光配镜．北京：中国轻工业出版社，2006.

[28]　吴燮灿．实用眼镜光学．北京：北京科学技术出版社，2007.

[29]　呼正林．实用临床验光．北京：化学工业出版社，2008.

[30]　呼正林．眼屈光检测行为学．北京：军事医学科学出版社，2009.

[31]　呼正林．实用青少年验光配镜．北京：化学工业出版社，2009.

[32]　李海燕．不规则散光的诊断与治疗．北京：科学出版社，2009.

[33]　胡诞宁，褚仁远，吕帆，瞿佳．近视眼学．北京：人民卫生出版社，2009.

[34]　呼正林．明明白白配眼镜．北京：化学工业出版社，2009.

[35]　呼正林．眼科屈光矫正学．北京：军事医学科学出版社，2009.

[36]　呼正林．渐进眼镜·原理·验光·配镜．第3版．北京：军事医学科学出版社，2011.

[37]　呼正林．临床验光经验集．修订版．北京：军事医学科学出版社，2013.

[38]　刘意．屈光与验光技术．郑州：郑州大学出版社，2015.

[39]　呼正林．基础验光规范·配镜．北京：化学工业出版社，2015.

[40]　呼正林．眼睛健康，自己查．北京：化学工业出版社，2015.

验光操作流程图解